UNIVERSALE
ECONOMICA
FELTRINELLI / SAGGI

Eugenio Borgna è primario emerito di Psichiatria dell'Ospedale Maggiore di Novara e libero docente in Clinica delle malattie nervose e mentali presso l'Università di Milano. Con Feltrinelli ha pubblicato inoltre: *I conflitti del conoscere. Strutture del sapere ed esperienza della follia* (1988), *Malinconia* (1992), *Come se finisse il mondo. Il senso dell'esperienza schizofrenica* (1995), *Le figure dell'ansia* (1997), *Noi siamo un colloquio. Gli orizzonti della conoscenza e della cura in psichiatria* (1999), *L'arcipelago delle emozioni* (2001), *Le intermittenze del cuore* (2003), *L'attesa e la speranza* (2005), *Come in uno specchio oscuramente* (2007), *Nei luoghi perduti della follia* (2008), *Le emozioni ferite* (2009), *La solitudine dell'anima* (2011), *Di armonia risuona e di follia* (2012), e *La vita e il tempo* (2015); con Einaudi: *Elogio della depressione* (con Aldo Bonomi, 2011) e *La fragilità che è in noi* (2014).

EUGENIO
BORGNA

La dignità ferita

Prima edizione in "Campi del sapere" novembre 2013
Prima edizione nell'"Universale Economica" – SAGGI giugno 2015

Stampa Nuovo Istituto Italiano d'Arti Grafiche - BG

ISBN 978-88-07-88630-0

Morire dell'indicibile fiore di un sorriso

L'ombra e la grazia

> Come potrebbe il cuore non spezzarsi
> Se l'improvvisa e dolce scossa del mattino
> Dissipa l'ombra dell'infinito agitarsi
> In dubbi, rimorsi, paura del destino?
> La grazia lo ferisce, sanguina
> Davanti alla pianura dove l'acqua stende
> Una coltre di nebbia delicata
> Sul ramo spoglio e tremante,
> Sull'ala sospesa ed esitante,
> L'aria da un debole lampo inondata.
>
> Simone Weil, *Poesie* [145]

L'ombra e la grazia, la pesantezza e la leggerezza, l'oscurità e la luce, il dolore dell'anima e la stella del mattino, la dignità ferita e la dignità salvata, sono esperienze che si intrecciano l'una all'altra, e fanno parte della vita di ciascuno di noi: nelle loro vertiginose alternanze e nelle loro misteriose alleanze.

L'ombra e la grazia sono le bellissime parole con cui Franco Fortini ha tradotto la raccolta di pensieri che Gustave Thibon ha stralciato dai quaderni di Simone Weil, e che sono stati pubblicati nel 1947, a quattro anni dalla sua morte, con questo titolo: *La Pesanteur et la Grâce*; e da questo libro di mirabile e indicibile profondità umana e metafisica vorrei fare riemergere qualche riflessione che ci dica come l'ombra e la grazia siano categorie esistenziali, metafore scintillanti della vita, nelle quali possano riflettersi come in uno specchio oscuramente la dignità ferita, e la dignità recuperata nella sua fragilità, e nei suoi bagliori.

"Due forze regnano sull'universo: luce e pesantezza": la pesantezza dilaga nella vita, e Simone Weil si chiede: "Come mai accade che, dal momento in cui un essere umano dimostra di aver poco o punto bisogno di un altro, quest'ultimo si allontana? Pesantezza". E ancora: "*Lear*, tragedia della pesantezza. Tutto ciò che si chiama bassezza è un fenomeno di pesantezza. D'altronde, sta a indicarlo il termine di: bassezza". Ma la pesantezza rinasce in una altra sua dolorosa dimensione: "Non dimenticare che in certi momenti dei miei mal di testa, quando la crisi cresceva, avevo un intenso desiderio di far soffrire un altro essere umano colpendolo precisamente nel medesimo punto della fronte. Desideri analoghi, frequentissimi fra gli uomini. Spesso, in quello stato, ho ceduto almeno alla tentazione di dire parole che potessero offendere. Obbedienza alla pesantezza. Il massimo peccato. Si corrompe così la funzione del linguaggio, che è quella di esprimere i rapporti fra le cose". Il modo di essere dell'ombra, della pesantezza, del dolore, della dignità lacerata, rinasce da queste parole alle quali vorrei aggiungere, stralciandole dalla edizione completa dei *Quaderni*, nella traduzione italiana in quattro volumi, quelle che Simone Weil dice della grazia. "Rivelazione e ragione, fede e ragione; la ragione è sempre l'unico strumento. Ma vi sono cose che la ragione afferra soltanto nella luce della grazia." E queste ancora più profonde e radicali: "La nozione di grazia, presente in modo così vivo nel pensiero dei Greci, era connessa alla loro visione della miseria umana. Si potrebbe sostenere che la visione della miseria umana può condurre altrettanto bene alla disperazione. No, perché la disperazione si rivolge inevitabilmente in menzogna. Non può esserci contemplazione della miseria umana nella sua verità se non alla luce della grazia". La grazia si intreccia nel suo mistero al dolore, alla attenzione, alla immaginazione, alla contemplazione, e alla salvezza.

Certo, in Simone Weil, che è discesa temerariamente negli abissi del suo cuore cogliendone gli slanci inauditi e vertiginosi, l'ombra e la grazia sono figure di indicibile profondità umana e metafisica; e vorrei che esse possano aiutarmi nella articolazione di questo mio discorso orientato a seguire le tracce fuggitive della dignità umana. L'ombra come dolore e come tristezza dell'anima, come dignità lacerata e come esperienza che consegna alle cose una particolare pesantezza; e la grazia come fonte di luce e di leggerezza, come apertura all'infinito e come speranza, come dignità riscattata dalle ferite che la lacerano, e recuperata nei suoi orizzonti di senso. Infinite sono le ombre che discendono in ciascuno di noi, e fra le più dolorose ci sono quelle che sfregiano la dignità umana; e di queste cose, ma non solo di queste, vorrei parlare in questo mio libro.

Come si svolge, e come si articola, nelle sue tre parti il mio discorso? La prima parte si incentra sugli aspetti tematici della dignità ferita dal dolore, dalla sofferenza, dalla indifferenza, dalla noncuranza, dal male: se lo intendiamo nelle sue infinite espressioni, e nelle sue nascoste metamorfosi.

Nel primo dei tre capitoli il mio discorso si confronta con gli elementi formali, filosofici e giuridici, che definiscano le fondazioni etiche della dignità umana: considerandola come fonte dei diritti umani, e nelle sue relazioni con gli orizzonti di senso della persona. Ma il mio discorso si confronta anche con quelle che sono state le inumane lacerazioni alle quali la dignità è andata incontro nel secolo scorso in Germania, e alle quali non è stata estranea la psichiatria che si è associata al potere politico nel progettare e nel realizzare la morte di un grande numero di persone degenti negli ospedali psichiatrici. Ogni riflessione sulla dignità umana induce a chiedersi quale immagine dell'uomo abbiano le scienze naturali, e le scienze umane, e la psichiatria in particolare; e anche di questo si discute in un capitolo che ha il valore di una introduzione al tema del dolore, della sventura, della sofferenza, delle notti oscure dell'anima, nelle quali si perda la dignità umana.

Il secondo capitolo si svolge nel solco di una riflessione radicale sui modi con cui, oggi, si è curati quando ci si ammala. Ci sono norme etiche che cambiano di epoca in epoca, e norme etiche che non possono essere mai disattese, e che confluiscono nel rispetto radicale della dignità umana, nel riconoscimento del valore che ha la persona, nel diritto alla vita e alla integrità psichica e fisica, nel diritto alla autodeterminazione. Ma non sempre queste norme si mettono in pratica, e non sempre sono tenute presenti la indifesa fragilità, e le esigenze di sensibilità e di gentilezza, che si accompagnano alla malattia: alla malattia psichica e alla malattia fisica. Ancora una volta solo l'ascolto e il dialogo infinito possono ridare un senso alla cura e alla assistenza ai malati; riconsiderati nella loro soggettività, nella loro interiorità e nella loro intersoggettività, ma anche nella loro corporalità vissuta che non è la ovvia e scontata corporalità fisica. Il corpo che significa, il corpo che parla, il corpo malato chiede rispetto della propria dignità, e a questo ogni medico non può non attenersi.

Il terzo capitolo è orientato alla riflessione sulla fenomenologia del dolore e della malattia: sulla loro significazione umana, e sulla loro possibile donazione di senso; non dimenticando quello che ha scritto una volta Rainer Maria Rilke, e cioè che il dolore riconduce nella interiorità la esteriorità della nostra esperienza delle cose; e il compito del medico è quello di riconoscere nel malato una creatura umana alla ricerca della sua dignità e del suo destino. Certo: la sofferenza passa ma non passa mai l'avere sofferto: come ha scritto Eugène Minkowski: testimoniando della dignità, e degli orizzonti di senso della malattia, e del dolore che è in essa. Ma, come dice Romano Guardini con parole di fuoco, è necessario accogliere l'angoscia e il dolore, la malattia e la morte, come l'onore ontologico dell'uomo. Sono questioni che sono discusse nelle loro fondazioni etiche, e nella loro complessità teorica e pratica, in questo capitolo.

Le questioni, che si intendono analizzare nella seconda parte del lavoro, sono consegnate alle riflessioni sulla dignità, sulla sua presenza umbratile e nondimeno esposta a sanguinanti ferite, in alcune emblematiche situazioni vitali che non siano così immediatamente riconoscibili nella loro umana fragilità come sono quelle finora descritte; ed esse sono l'attesa, e le attese, le esperienze oscure e ignote che fanno parte della vita, e le esperienze di tristezza, di malinconia, di fatica depressiva di vivere.

Il primo capitolo è incentrato sul tema dell'attesa, e delle attese, che vivono del tempo, del tempo interiore, del tempo vissuto, del tempo agostiniano, con le sue accelerazioni e con le sue ascese vertiginose, con le sue aperture al futuro e con le sue discese nel passato. Le attese nascono, e muoiono, senza fine in noi e fuori di noi, e grande è la loro importanza nell'essere riconosciute, e nell'essere decifrate, nei loro significati quando ci incontriamo con persone, immerse nel dolore e nella solitudine, che anelano ad essere capite nelle loro attese. Non c'è colloquio, non c'è dialogo, se non è accompagnato dalla ricerca e dal rispetto delle reciproche attese; e nondimeno quante volte non rispondiamo a queste attese: ferendo in maniera viva, come ha scritto in un suo bellissimo libro Richard Sennett, la dignità di una persona. Quanti diversi modi ci sono ancora di vivere l'attesa della morte: si può attendere la morte nella alta e profonda dignità con la quale è stata vissuta da Giovanna d'Arco: così mirabilmente rappresentata nel film di Dreyer da Marie Falconetti. Riconoscere, e rispettare, o almeno non accogliere con indifferenza e con noncuranza, le attese di chi sta male, e chiede aiuto, è una esigenza alla quale non è lecito eticamente sfuggire in ogni circostanza della vita.

Ma quali risonanze emozionali noi abbiamo quando ci confrontiamo con l'esperienza dell'ignoto che rinasce dalle nostre relazioni con i mondi di chi, da terre lontane e sconosciute, approdi alle nostre terre? A questa domanda intende rispondere il secondo capitolo che si confronta con la dignità così facilmente ferita negli incontri che si hanno con queste dolorose situazioni umane e sociali, ma anche con l'ignoto che accompagna ancora oggi la follia nelle sue ombre enigmatiche e dolorose, e nella sua umana e incompresa fragilità. Ma la esperienza dell'ignoto, sulla scia delle sconvolgenti intuizioni kafkiane, non è estranea alla nostra vita, e dovremmo essere capaci di coglierne i momenti d'essere che improvvisamente rinascono da situazioni apparentemente banali, e insignificanti, e invece portatrici di grandi orizzonti di senso. Nel cuore dell'ignoto si nascondono tracce di una realtà più profonda di quella nella quale siamo immersi nella nostra quotidianità, e della quale dovremmo avere radente coscienza.

Il terzo capitolo ha come sua regione tematica la condizione di vita depressiva: riguardata come una esperienza radicalmente umana, nella quale ne va del senso del vivere e del morire. Non si finisce mai di ascoltare e di interpretare i modi di essere fenomenologici della condizione depressiva nella quale si ha a che fare, come dice Romano Guardini, con l'oscuro fondamento dell'essere: anche se oscuro non significa tenebra ma ombra che appartiene alla luce, e che con la luce forma il mistero della vita; e dalla oscurità rinascono le figure luminose del presente. Sono temi, questi, che sgorgano nella loro pregnanza sintomatologica dalla descrizione di una giovane depressa che ha saputo dare splendide parole al suo dolore; ridonando dignità e speranza ad una malattia così incompresa nella sua profondità esistenziale.

La terza, e ultima parte, è consegnata alla descrizione di alcune forme di vita che consentono di creare relazioni umane autentiche e creatrici, e di riconoscere le esigenze di accoglienza e di rispetto che hanno le persone; indipendentemente dalla loro origine e dalla loro cultura. Sono forme di vita che cambierebbero davvero il mondo, rendendolo più umano e più capace di ascolto, e di attenzione agli altri; e sono la gentilezza e la mitezza, il sorriso e le lacrime. Sono forme di vita che ci aiutano a riconoscere e a rispettare le attese degli altri, i loro desideri, le loro speranze, le loro angosce, e il loro diritto alla salvaguardia della dignità ferita. Sono forme di vita che sgorgano limpide dal cuore, intessute della luce della grazia, così mirabilmente descritta da Simone Weil, nei suoi fulgori e nella sua trascendenza.

Il tema del primo capitolo è quello della gentilezza d'animo che è mediatrice di conoscenza e di speranza, di attenzione e di rispetto. La gentilezza è fragile, non costa nulla, e nondimeno è continuamente trafitta dalla indifferenza e dalla noncuranza, dalla impazienza e dalla aggressività, mentre dovremmo custodirla nel silenzio dei nostri cuori. Non è facile essere gentili, ma è necessario educarci alla gentilezza, che può lenire le ferite causate dalla solitudine e dal dolore, dalla perdita di senso nella vita e dalla nostalgia della patria perduta. La gentilezza crea relazione, e crea solidarietà, e ad essa disperatamente anela chi giunga da terre lontane, approdando a terre sconosciute, ed è sempre necessaria quando si abbia a che fare con persone deboli e fragili, timide e insicure, malate e infelici, incapaci di aprire il loro cuore se non a persone che siano gentili, e conoscano il dono del sorriso e delle lacrime. La gentilezza, così, non dovrebbe mai morire nei suoi arcobaleni di attese e di speranze che, come fuochi di artificio, risplendono nelle notti oscure dell'anima.

Il secondo capitolo è consegnato alla descrizione e alla illustrazione della esperienza umana della mitezza che è apertura all'altro, e che ha una più ampia dimensione sociale della gentilezza. La mitezza fa parte della vita sana e della vita malata, della vita normale e della vita patologica, e questo ne dice le sue fondazioni radicalmente umane che sono al di là di ogni categoria clinica. La mitezza è una esperienza inattuale, e faticosa da vivere, nel mondo di oggi che dà importanza a qualità umane ad essa antitetiche: negate all'ascolto dell'indicibile, e dell'inesprimibile. Ma è necessario guardare alla mitezza come ad una stella filante che con la sua luce fragile e umbratile accompagna il nostro cammino. La mitezza si nutre di malinconia e di tenerezza, e risuona di grazia anche nel dolore e nella sventura: torcia sempre accesa che non si lascia mai sconfiggere nemmeno dalla aggressività e dalla ingratitudine, dalla indifferenza e dalla impazienza. La mitezza, in fondo, è speranza in un mondo dal quale si allontani ogni violenza e ogni aggressività, ed è ricerca senza fine di quello che ci unisce: silenziosa alleata di una vita nella quale le relazioni umane ammettano il dissenso ma non perdano mai l'assoluto rispetto della dignità del vivere, e del morire.

Il tema dell'ultimo capitolo è quello del sorriso e delle lacrime: il sorriso che, come la poesia, aggiunge un filo alla tela brevissima della nostra vita, e le lacrime che non scendono ma salgono al cielo. Il sorriso e le lacrime si intrecciano e si distinguono, si allacciano e si allontanano, e nell'una e nell'altra esperienza si nasconde l'anima nella sua dignità, nel suo silenzio e nel suo mistero. Nel sorriso e nelle lacrime la fragilità risplende nella sua luminosa donazione di senso; ridestando nel cuore imbevuto di nostalgia, e di rimpianto, speranze inattese. Il sorriso, come un grande mantello, nasconde talora il dolore e l'angoscia, la tristezza e la inquietudine dell'anima, e il sorriso ancora è apertura al dialogo e alla relazione: accompagnandosi alle lacrime che ne sono dilatate nella loro trascendenza. Solo gli occhi bagnati dalle lacrime, secondo la bellissima immagine di Hermann Broch, ci consentono di vedere la parte invisibile delle cose; e ci sono lacrime che sgorgano dalla malinconia, dalla tristezza, dalla nostalgia, e lacrime che sgorgano dalla gioia, dall'amore, dalla commozione, e dalle estasi mistiche. A questa infinita fenomenologia delle lacrime vorrei giungere sulla scia delle esperienze vissute di sant'Agostino e di santa Teresa d'Ávila, di Ronald Barthes e di Jean-Loup Charvet.

Le premesse al mio discorso sulla fenomenologia della dignità umana, sulle sue lacerazioni, e sul dovere di rispettarla ogni volta, si concludono ora nel solco di una speranza: quella che da esse possa rinascere la tesi che la psichiatria sia oggi chiamata, almeno in Italia, ad indicare la significazione non solo psicologica, ma politica, di relazioni interpersonali sempre più umane, e sempre più dotate di senso: sempre più capaci di rispettare la nostra e altrui dignità, e di riconoscere le situazioni umane nelle quali essa è in pericolo. Un cammino frastagliato e rapsodico che concorra a dare un senso al dolore e all'angoscia, alla solitudine e alla mancanza di speranza. Un cammino che guardi all'ombra e alla grazia come alle due dimensioni fondamentali della vita. Un cammino ancora una volta orientato a guardare negli abissi dell'anima; e da una splendida poesia di Rainer Maria Rilke rinasce il senso profondo di una meta ricercata, e ogni volta smarrita, ma mai perduta: quella di avere una vita interiore nella quale abiti agostinianamente la verità.

La poesia (*L'Interno delle rose*) è questa [119]:

Dov'è, per questo Interno,
un Fuori? Su qual piaga simili
lini si stendono?
Quali cieli si specchiano
nel chiuso lago
di queste aperte rose,
di queste rose spensierate, vedi:
come lievi nell'aria lieve
sono sospese, quasi mai potesse
una mano che tremi sfogliarle.
Trattenersi non sanno;
molte si lasciarono colmare
fino all'orlo e traboccano
dal loro interno spazio
nei giorni che colmi,
sempre più colmi si chiudono
finché l'intera estate una stanza
diviene, una stanza in un sogno.

I. La dignità lacerata

Noi superstiti
vi preghiamo:
mostrateci lentamente il vostro sole.
Guidateci piano di stella in stella.
Fateci di nuovo imparare la vita.
Altrimenti il canto di un uccello,
il secchio che si colma alla fontana
potrebbero far prorompere il dolore
a stento sigillato
e farci schiumar via –
Vi preghiamo:
non mostrateci ancora un cane che morde
potrebbe darsi, potrebbe darsi
che ci disfiamo in polvere
davanti ai vostri occhi.
Ma cosa tiene unita la nostra trama?
Noi, ormai senza respiro,
la nostra anima è volata a Lui nella mezzanotte
molto prima che il nostro corpo si salvasse
nell'arca dell'istante –

Nelly Sachs, *Al di là della polvere* [123]

1. Fenomenologia della dignità umana

Compito complesso è quello di definire la dignità umana nei suoi molteplici aspetti etici, giuridici, teologici, psico(pato)logici e sociali, che si sono venuti delineando dalla antichità alla età moderna, e che hanno assunto la più radicale significazione filosofica e giuridica negli anni seguiti alla seconda guerra mondiale e alla terrificante cancellazione della dignità umana: attuata dal regime nazionalsocialista tedesco. Ad essa non è stata estranea la psichiatria *sia* teorizzando la inumana distinzione fra una vita degna, e una vita non più degna, di essere vissuta *sia* collaborando con il potere politico nella eliminazione di vite umane non di altro colpevoli se non di essere malate, e "improduttive". Alla psichiatria di oggi non è possibile dimenticare quello che è avvenuto in Germania, e non è possibile non riflettere sulle ferite che, nella sua pratica, possano ancora essere recate alla dignità umana.

Sulla scia di alcune premesse storiche e filosofiche, giuridiche e sociologiche, vorrei allora riflettere sui modi concreti con cui la dignità umana possa essere ancora oggi incrinata e ferita in psichiatria, e non possa non essere difesa fino in fondo in ogni possibile situazione della vita, e della cura.

Premesse

Nel mondo antico è stato Cicerone a confrontarsi elettivamente con il problema della dignità umana riguardata in una sua duplice possibile significazione: quella contrassegnata dalla tesi che l'uomo si differenzia dal resto della natura, ed è allora il genere umano ad avere dignità, perché è l'unica creatura ad essere un "animale razionale", e quella contrassegnata invece dalla tesi che l'uomo si differenzia dagli altri uomini per il ruolo significativo che egli svolge nella vita pubblica, e che gli conferisce un valore paradigmatico. Nel primo caso è l'uomo in quanto tale ad avere la dignità che gli deriva dall'essere al culmine della scala gerarchica della natura, nel secondo caso la dignità gli viene dalla posizione che ha nella scala gerarchica sociale. La prima definizione attribuisce alla dignità umana un valore assoluto, non la si può né accrescere né diminuire, e la seconda le attribuisce un valore relativo: la si può avere, e la si può perdere.

Il valore universale della dignità umana è stato radicalmente rivalutato dal cristianesimo, e in particolare dai padri della chiesa, che hanno estesa l'idea veterotestamentaria dell'uomo, immagine di Dio, dal popolo eletto, quello ebraico, a tutti gli uomini. Dio ci ha creati tutti a sua immagine, e somiglianza, e questo spiega la posizione, del tutto particolare, che l'uomo ha nel mondo della natura al quale egli non appartiene.

De hominis dignitate

L'idea di dignità umana assume poi una particolare importanza nel Rinascimento italiano nel quale la connotazione ontologica della dignità è stata drasticamente sottolineata da Giovanni Pico della Mirandola [114] nel suo celebre libro, *De hominis dignitate* del 1486, e dal quale vorrei stralciare un brano, non facile, ma non impossibile, da capire, che definisce la dignità umana con parole stupefacenti nella loro radicalità, e nella loro modernità.

"Stabilì finalmente l'ottimo artefice che a colui cui nulla poteva dare di proprio fosse comune tutto ciò che aveva singolarmente assegnato agli altri. Perciò accolse l'uomo come opera di natura indefinita e postolo nel cuore del mondo così gli parlò: 'Non ti ho dato, o Adamo, né un posto determinato, né un aspetto proprio, né alcuna prerogativa tua, perché quel posto, quell'aspetto, quelle prerogative che tu desidererai, tutto secondo il tuo voto e il tuo consiglio ottenga e conservi'."

Il suo discorso così continua con ancora più radicale determinazione: "La natura limitata degli altri è contenuta entro leggi da me prescritte. Tu te la determinerai da nessuna barriera costretto, secondo il tuo arbitrio, alla cui potestà ti consegnai. Ti posi nel mezzo del mondo perché di là meglio tu scorgessi tutto ciò che è nel mondo. Non ti ho fatto né celeste né terreno, né mortale né immortale, perché di te stesso quasi libero e sovrano artefice ti plasmassi e ti scolpissi nella forma che avresti prescelto. Tu potrai degenerare nelle cose inferiori che sono i bruti; tu potrai, secondo il tuo volere, rigenerarti nelle cose superiori che sono divine".

Da un altro brano rinasce invece questa sfolgorante considerazione: "Incredibile e mirabile! E come altrimenti, se proprio per essa giustamente l'uomo vien detto e ritenuto un miracolo grande e un meraviglioso essere animato?".

Il grande tema della libertà e della dignità della persona umana, con le caratteristiche che la contrassegnano, e che nulla hanno a che fare con il mondo della natura, riemerge luminosamente.

Immanuel Kant

Non posso, a questo punto, non richiamarmi a quello che è stato il pensiero di Immanuel Kant, e che Nicola Abbagnano ha così sintetizzato nel suo *Dizionario di filosofia* [1]. "Come 'principio della dignità umana' s'intende l'esigenza enunciata da Kant come seconda formula dell'imperativo categorico: 'Agisci in modo da trattare l'umanità, tanto nella tua persona come nella persona di ogni altro, sempre anche come un fine e mai unicamente come un mezzo'."

Certo, l'imperativo categorico ci dice che ogni uomo, ogni essere ragionevole, ha come fine in sé un valore non relativo, non un prezzo ad esempio, ma un valore assoluto, un valore intrinseco, e cioè la dignità; e Abbagnano ne chiarisce il senso: "Ciò che ha un prezzo può essere sostituito da qualche altra cosa equivalente; ciò che è superiore ad ogni prezzo e perciò non consente nessuna equivalenza, ha una dignità". (Il linguaggio filosofico kantiano, nel suo assoluto rigore, e nella sua scheletricità semantica, non ha, ad esempio, i bagliori di quello di Friedrich Schelling che, prima di Sigmund Freud, definiva l'inconscio come il sole eterno del regno degli spiriti che si nasconde nel suo proprio lume sereno.) In ordine alla fondamentale significazione della dignità umana nella vita, queste sono le ultime considerazioni di Abbagnano: "Nell'incertezza delle valutazioni morali del mondo contemporaneo, accresciuta dalle due guerre mondiali, l'esigenza della dignità dell'essere umano si può dire che ha superato la prova, rivelandosi come una pietra di paragone fondamentale per l'accettabilità degli ideali o delle forme di vita instaurate o proposte; giacché le ideologie, i partiti e i regimi che hanno esplicitamente o implicitamente contravvenuto a questo teorema si sono dimostrati rovinosi per sé e per gli altri".

Nell'area di questo mio discorso, incentrato sui significati e sul valore della dignità umana, e sulle lacerazioni alle quali essa possa andare incontro in psichiatria, vorrei ora delineare alcune riflessioni che nascono da matrici filosofiche, e giuridiche.

(Siamo ai confini, ma non al di fuori, di una psichiatria come scienza umana.)

La dignità è fonte dei diritti umani

La terrificante esperienza nazionalsocialista ha condotto la filosofia, e la politica, in Germania a confrontarsi concordemente con il tema della dignità umana che ha ora nella costituzione tedesca la più radicale e intransigente enunciazione. Non posso, ovviamente, se non richiamarmi ad alcuni testi [26] [37] [68] fra i molti che continuano ad essere dedicati a questo argomento; tenendone presenti le loro possibili risonanze in psichiatria.

La garanzia della dignità umana è ribadita nel primo articolo della Legge fondamentale della Repubblica federale di Germania, del 1949, che al comma uno dice: "La dignità dell'uomo è intangibile. È dovere di ogni potere statale rispettarla e proteggerla"; e al comma due: "Il popolo tedesco professa perciò i diritti umani inviolabili e inalienabili come fondamento di ogni comunità umana, della pace e della giustizia nel mondo". Il comma uno fa della dignità umana un principio normativo assoluto che è alla base del diritto alla vita, e del diritto costituzionale. (In Italia, la dignità è costituzionalmente intesa *non* come diritto fondamentale, anteriore al potere statale, *non* come valore assoluto che riguarda la persona, *ma* come valore relativo che ha la sua concreta realizzazione nel tessuto sociale, e nel lavoro.)

Nella costituzione tedesca il rispetto della dignità umana rappresenta un principio normativo vincolante per il potere politico, e per la convivenza sociale; ma questo cosa significa? "Ciò significa che il riconoscimento e il rispetto di ogni uomo in quanto soggetto, come titolare di diritti fondamentali e della libertà all'agire responsabile, sono prestabiliti e non sono beni di cui si possa disporre a piacimento. Il riconoscimento e il rispetto della dignità umana appaiono come il fondamento del diritto costituzionale, non da ultimo del diritto alla vita; devono regolare anche l'applicazione e l'interpretazione del diritto costituzionale" [26]. La costituzione tedesca è così radicale e assoluta nelle sue enunciazioni sulla dignità umana perché non si possa mai ripetere quello che, nei dodici anni di nazionalsocialismo, è avvenuto nella inumana violazione dei diritti, della libertà, della dignità e della vita delle persone.

La dignità umana diviene premessa alla fondazione teorica e pratica dei diritti umani. Nella Carta dei diritti fondamentali della Unione Europea, del dicembre 2000, e riconosciuta dal Trattato di Lisbona del dicembre 2007, si sostiene il valore "intangibile" della dignità umana come tutela della dignità della persona, vietando torture e trattamenti inumani, lavori forzati e schiavitù, la pena capitale, e nell'area della bioetica quelle pratiche che, come la eugenetica, la commercializzazione del corpo umano, o la clonazione riproduttiva, ledono la integrità fisica e psichica di ogni individuo. La Carta si costituisce, così, come emblematica testimonianza della inalienabile significazione umana della dignità umana, e come il primo documento giuridico in cui essa si delinea nella sua piena autonomia nei confronti di diritti fondamentali, come la libertà e l'uguaglianza, ai quali abitualmente veniva associata. La dignità umana è, del resto, radicalmente implicata in quelle che sono, oggi, le applicazioni biotecnologiche sull'uomo.

Dignità umana e rispetto

La dignità umana è tematicamente correlata con una diversa, e concordante, qualità umana che è il rispetto, e cioè con il riconoscimento del valore dei diritti della persona; e del rispetto, seguendo il cammino indicato da Romano Guardini, vorrei ora dire qualcosa in ordine alle sue fondazioni filosofiche, ed etiche. Da un suo libro [66] rinascono considerazioni di grande significazione umana che hanno a che fare con il rispetto nelle comuni esperienze di vita. "Nel rispetto l'uomo rinuncia a ciò che egli di norma ben volentieri fa: ad acquisire possesso e a utilizzare qualcosa per i propri scopi. Ora invece egli si ritrae, sta in distanza. Nasce con questo uno spazio spirituale in cui ciò che merita rispetto può innalzarsi, presentarsi liberamente e brillare."

Il rispetto nelle aree semantiche della lingua tedesca si distingue dal riguardo: cosa che nella lingua italiana non è possibile fare, direi, ma la traduzione italiana [66] del bellissimo libro di Romano Guardini mantiene la distinzione fra rispetto e riguardo; e di questo egli dice: "Il riguardo è richiesto dalla sfera privata dell'altro; dunque da quella zona in cui egli vive con se stesso ed eventualmente con coloro che sono i suoi intimi, la sua famiglia, i suoi amici. È la sfera che oggi viene sempre più dimenticata". Ma il riguardo consente di salvaguardare le nostre esigenze di dignità e di solitudine dinanzi alla dilagante smania di non nascondere nulla delle nostre emozioni: della nostra interiorità. "Giacché oggi domina dappertutto l'impulso alla pubblicità; una smania di vedere proprio ciò che si mantiene ritirato e celato; una brama del sensazionale in cui si gusta il piacere malvagio di lacerare veli, di mettere a nudo, di svergognare. È da aggiungere la tecnica che rende tutto ciò possibile; il denaro che corre nei retroscena dei giornali, delle riviste, del cinema e della televisione. Quale atmosfera irriguardosa d'ogni diritto personale si va affermando in tutto ciò!"

Certo, rispetto e riguardo sconfinano l'uno nell'altro; e l'uno e l'altro non sono se non aspetti di un comune atteggiamento interiore indirizzato a rendere umane le relazioni interpersonali, e a donare ad esse il sigillo inalienabile della dignità: così facilmente sfregiata oggi. "Segno di montante barbarie è il fatto che la sventura venga offerta in pasto al pubblico e resa sensazionale attraverso la informazione visiva o audiovisiva degli illustrati e del cinema. Il sentimento dell'uomo fornito di dignità davanti al dolore e alla miseria umana è: Via le mani!" Sono parole, queste, di Romano Guardini che ci dimostrano come la psichiatria abbia bisogno di allearsi alla filosofia se vuole confrontarsi con temi roventi come sono quelli della dignità umana, e delle sue diserzioni, che non sono ancora scomparse dal mondo della vita.

Ancora il rispetto

A questo tema è dedicato anche un bellissimo libro (*Rispetto* ne è il titolo, e *La dignità umana in un mondo di diseguali* il sottotitolo, nella traduzione italiana [128]) di Richard Sennett che è professore di sociologia alla London School of Economics e alla New York University.

Ci sono nel libro aspetti tematici ai quali non può non guardare con interesse la psichiatria, e ad essi vorrei ora richiamarmi. Le parole iniziali del libro sono queste: "La mancanza di rispetto, anche se meno aggressiva di un insulto diretto, può ferire in maniera altrettanto viva. Non c'è insulto, ma nemmeno riconoscimento; la persona coinvolta semplicemente non viene 'vista' come essere umano pieno, la cui presenza conti qualcosa. Quando una società tratta la massa della gente in questo modo, accordando solo a pochi il riconoscimento, crea una carenza di rispetto, quasi come si trattasse di una sostanza troppo preziosa da far circolare. Al pari di altre carestie, anche questa è opera dell'uomo; ma a differenza del cibo, il rispetto non costa niente. Perché, allora, ne viene dispensato così poco?".

Sì, questo avviene anche quando, ferita dalla sofferenza psichica, una persona non viene più "vista" nella sua piena dignità umana; e, benché Richard Sennett non si occupi nel suo libro di esistenze ferite dalla sofferenza psichica e dalla follia, le sue considerazioni sul rispetto non possono non riguardarle: come queste: "Il rispetto è un modo di esprimersi. Vale a dire, trattare gli altri con rispetto non è una cosa automatica, anche con la migliore volontà del mondo; portare rispetto significa trovare le parole e i gesti che lo rendono convincente. Come il grande baritono Fischer-Dieskau manifesta rispetto per il suo collega, il pianista Gerald Moore, così il giovane assistente sociale può rimproverare i giovani senza dimora senza farli scappar via. Per tutto il Novecento, gli antropologi hanno cercato di comprendere i riti che affermano il reciproco rispetto in società assai diverse dalle nostre"; e, ancora, con considerazioni sociologiche che hanno a che fare con la vita di ogni giorno, e con le quotidiane esigenze di comportamenti adeguati alla dignità delle persone con cui ci si incontra: "L'arte e l'antropologia sono una guida utile per studiare in che modo i membri della nostra società potrebbero esprimere rispetto superando le frontiere della diseguaglianza. In questa ricerca di indicazioni, potremmo scoprire qualcosa il cui valore non è esclusivamente sociale. Questi modi di espressione, quando si manifestano, dicono qualcosa sulla formazione del carattere: il carattere come quell'aspetto del Sé capace di entrare in contatto con gli altri".

Una citazione storica

Nel contesto di un capitolo, dedicato al "reciproco" nel rispetto reciproco, il grande sociologo americano, alternando temi filosofici a temi francamente sociologici, cita una scena che gli è stata riferita da un biografo di Voltaire. Negli anni sessanta del Settecento una zia del principe di Talleyrand-Périgord, vescovo e ministro degli esteri di Napoleone Bonaparte, apriva una volta al mese la sua casa a domestici, e a contadini, tenendo su di una tavola numerose boccette; e, quando uno di loro si faceva avanti, e le descriveva una qualche malattia, la duchessa sceglieva fra le boccette, piene di erbe, quella che avrebbe guarita la malattia. Cose banali, certo, e nondimeno Richard Sennett coglie in esse un emblematico significato sociologico: "Ciò che è sorprendente in questa farmacia è che la zia di Talleyrand era completamente sorda. Il personale lo sapeva bene e stava attento a non farvi riferimento. Servitori e domestici descrivevano i loro mali sottovoce e anche la duchessa recitava, annuendo come se ci sentisse perfettamente, fino a selezionare la boccetta più adatta al rimedio. Chi partecipava alla farmacia stava rappresentando un rito. Le indicazioni di regia provenivano dalla memoria condivisa: le persone sapevano in che modo recitare la parte, rappresentare i vari ruoli, sapevano dove stare, cosa fare, cosa non dire". Una scena, come questa, benché così lontana nel tempo e apparentemente così insignificante, non ci è nondimeno estranea. "Poiché non possiamo fare molto nei confronti della malattia di un nostro amico, di una sua disavventura amorosa o di un investimento sbagliato, spesso il consiglio sbagliato che diamo assomiglia alla scelta della boccetta della zia di Talleyrand. In ogni buona discussione capita qualcosa di simile alla deferenza e all'inclusione: chi ascolta giudica quando non interrompere; chi parla, quando sollecitare domande." Insomma, nelle loro finzioni condivise, e nei loro calcolati silenzi, la duchessa, e i suoi domestici e contadini, testimoniavano nei loro modi di essere di reciproche capacità di rispetto della loro dignità.

Queste sono ancora oggi le premesse allo svolgimento di relazioni umane che non siano lesive della dignità umana in un mondo ricolmo di diseguaglianze; e come non concordare allora con Richard Sennett quando dice che il rispetto reciproco aiuta le persone a svolgere qualità relazionali sempre più aperte alla comprensione e alla accettazione della libertà, e della dignità umane? Ma, certo, rispettare gli altri non è un comando al quale si possa obbedire seguendo semplicemente un rigido sistema di regole: "Insomma, se il comportamento che esprime rispetto è piuttosto raro e mal distribuito nella società, che cosa il rispetto stesso significhi è una questione complessa sia in termini sociali che psicologici. Di conseguenza, gli atti che esprimono rispetto – gli atti di riconoscimento degli altri – sono importanti e di difficile interpretazione".

Sociologia e psichiatria

Sono cose, queste, dotate di senso non solo negli orizzonti tematici della sociologia con le sue continue risonanze nella vita quotidiana di ciascuno di noi, ma anche negli orizzonti tematici della psichiatria che è contestualmente scienza naturale, e scienza umana e sociale; e il tema della dignità umana, e del rispetto di sé, e dell'altro, non può non essere sempre più tenuto presente in un mondo così facilmente portato, oggi, alla insensibilità e alla negazione del senso del sacrificio, alla indifferenza e alla intolleranza nei confronti di ogni esistenza ferita dalla malattia, e in particolare dalla malattia dell'anima, alla quale si guarda con timore, e senza riconoscerne i significati, e i bagliori, di una dignità umana luminosa, e inconfondibile.

La psichiatria oggi non si occupa solo di diagnosi e di cura di esperienze neurotiche, e di esperienze psicotiche, che rientrano nell'area semanticamente così fluida e così ambigua della follia, ma si occupa anche di quelle che possano essere le premesse relazionali e sociali alla loro insorgenza; e questo, in particolare, nei contesti familiari e scolastici. Sono ovviamente importanti, in questo senso, le parole che si dicono, e i gesti che si fanno, il rispetto e il riguardo, o la indifferenza e la noncuranza, nei confronti della dignità del dolore, e della malattia, e le riflessioni di Richard Sennett ci aiutano a riconoscere quello che è utile, e quello che non lo è, nelle nostre quotidiane relazioni.

Dignità e persona

Qualche considerazione ora sugli orizzonti di senso della persona nelle sue relazioni con la dignità umana; e, a questo riguardo, sono significative le considerazioni di Robert Spaemann che è uno dei grandi filosofi contemporanei.

Sono trascorsi molti secoli, egli ha scritto [130], prima che si giungesse a riconoscere alla persona umana valori universali. "Il concetto latino *persona* – così come l'analogo concetto greco *prosopon* – appartiene innanzitutto al mondo del teatro e significa la 'parte' distinta da colui che la recita. È proprio quel concetto che ancora oggi trova applicazione nei nostri programmi teatrali: 'I personaggi e i loro interpreti'. All'inizio persona era semplicemente la maschera attraverso la quale risuona la voce dell'attore; successivamente persona significa anche, in senso figurato, il ruolo nella società, lo *status sociale.*"

(La etimologia latina di *persona* fa riferimento alla maschera dell'attore teatrale che *per-sonat*, e cioè "parla attraverso", "risuona", mentre la etimologia greca di *prosopon* fa riferimento alla maschera ma allude a quello che si vede di qualcuno che sia davanti a noi, e che è *pros-opsis*, e cioè "davanti al nostro sguardo".)

L'area concettuale di persona si è venuta nel corso del tempo radicalmente modificando, e nel secolo scorso ha contrassegnata la filosofia di Jacques Maritain e di Emmanuel Mounier, di Martin Buber e di Max Scheler, di Romano Guardini e di Emmanuel Lévinas, che hanno considerata la persona, intesa come sorgente inalienabile di autonomia e di libertà, di trascendenza, la struttura portante del loro pensiero. Ma ora, sulla scia delle considerazioni di Robert Spaemann, vorrei solo indicare alcuni degli elementi strutturali che concorrono alla connotazione fenomenologica di persona. "Soltanto le persone muoiono. Importante è stato il tentativo di Epicuro di allontanare la morte attraverso il ragionamento. Epicuro raccomandava di pensare che la morte non esiste. Fino a che siamo vivi, non siamo morti. Quando siamo morti, non siamo più. Essere morti è dunque un attributo che nessuno può avere. Tuttavia, non possiamo fare a meno di sapere che un giorno non saremo più, ma saremo stati. Il fatto di sapere questo fa della morte una realtà."

La coscienza della morte ci costituisce così nella nostra radicale umanità, nella nostra dignità personale, ma come contrassegnare quella che è la essenza della persona? Le persone, questo è il pensiero del filosofo tedesco, sono esseri con cui altre persone possono parlare, e non è possibile ridurle allo *status* di cose *sulle* quali si possa parlare. Incontrando una persona non posso fare a meno di avvertire il suo sguardo al quale posso sottrarmi con gelida freddezza; e anche questo mio atteggiamento è una qualità personale: nasce dalla libertà di volere che appartiene solo alle creature viventi che sono persone. Ma poi egli si chiede quali qualità qualcuno deve possedere per avere diritto ad essere riconosciuto come persona, e risponde dicendo che, quando "qualcosa" è "qualcuno", egli è, e non può se non essere, persona. Non è un gioco futile di parole, questo, ma una riflessione fenomenologica radicale. L'essere qualcuno non è la qualità di una cosa, o di una creatura semplicemente vivente, ma la qualità di una persona con la sua libertà, e la sua inalienabile dignità; e *tutti* gli uomini sono persone: fanno parte fino alla morte della comunità delle persone. Ma, di questa comunità, fanno parte anche quanti abbiano ad ammalarsi dei disturbi psichici più gravi. Sono uomini come noi: sono persone come siamo noi.

Nelle lezioni [130], tenute in una università cattolica americana, Robert Spaemann si confronta con il tema della dignità; sostenendo che la dignità umana è così inviolabile che a nessuno di noi può essere tolta. Quello, che gli altri possono fare, è offendere la nostra dignità, non rispettandola, e nondimeno non riescono a privarcene. Non sono stati Maximilian Kolbe, e Kaplan Popieluszko, a perdere la loro dignità, e invece i loro feroci assassini. Ma la dignità della persona è lacerata anche nelle abituali nostre condizioni di vita quando pensiamo che ci siano persone che *non* contano. Sì, quello che dice Kant, e cioè che l'uomo è sempre un fine, e mai un mezzo, si può esprimere nella enunciazione che ogni uomo, al di là di ogni altra sua connotazione filosofica, *conta*. Una conclusione apparentemente banale, e ovvia, nella quale nondimeno confluiscono le riflessioni di questo filosofo tedesco che nel suo rigore ha dedicato molti suoi lavori a ricercare e a delineare le inviolabili fondazioni etiche della dignità della persona umana: in ogni condizione di vita, e in ogni circostanza storica.

La psichiatria nella sua storia è stata segnata da ferite sanguinanti alla persona dei pazienti, e alla loro dignità umana.

Le diserzioni della psichiatria

Non solo la dignità dei pazienti, in psichiatria, ma la loro vita, sono state nel passato implacabilmente lacerate, e vorrei ora brevemente rievocare la memoria di quello che è avvenuto in Germania negli anni della seconda guerra mondiale. La cosa ancora più terribile è stata la responsabilità della psichiatria nel consegnare al potere politico nazionalsocialista indicazioni falsamente scientifiche perché si negasse ogni valore alle forme di vita psicotica. Come ha scritto [104] a suo tempo Alexander Mitscherlich: "Del resto non siamo stati forse testimoni dell'atroce sodalizio fra autorevoli psichiatri e l'opinione pubblica del nostro paese negli anni in cui questi malati furono condannati allo sterminio di massa sotto il termine ingannevole di 'eutanasia'?".

Si è giunti a questo sterminio di massa sulla scia di una tesi, ci sono vite non più degne di essere vissute, che trovava la sua più radicale espressione in un libro [20], del 1920, scritto da Karl Binding, ordinario di diritto penale alla Università di Leipzig, e Alfred Hoche, ordinario di clinica psichiatrica alla Università di Freiburg. Bastano due citazioni ad indicarne le idee disumane. Così scriveva Binding: "Non c'è alcun dubbio che negli ospedali psichiatrici ci sono persone ancora viventi la cui morte rappresenta per loro la redenzione e, per la società e lo stato, una liberazione"; e Hoche considerava i malati di schizofrenia a decorso cronico "gusci umani totalmente vuoti", inguaribili e indegni di vivere, e ne riguardava la uccisione non "un crimine ma, anzi, un atto medico consentito, e lecito". Facendo proprie queste idee di inumana violenza, eticamente ma anche scientificamente insostenibili, perché sono le condizioni ambientali di vita a rendere guaribile, o inguaribile, una malattia schizofrenica, la Germania nazionalsocialista è giunta a condurre alla morte persone, giovani e anziane, portatrici di disturbi psichici.

Non erano trascorsi se non alcuni mesi dalla presa del potere nazionalsocialista, nel 1933, quando veniva emanata una legge che giustificava la sterilizzazione forzata di persone portatrici di malattie ereditarie (ne sono state interessate fra le duecentomila e le trecentomila). Alcuni mesi prima dell'inizio della guerra cinquemila bambini portatori di handicap venivano uccisi, e fra il 1940, e il 1941, venivano uccisi almeno settantamila pazienti (ma altri autori parlano di un numero molto più alto), che erano in ospedale psichiatrico da cinque anni, con diagnosi di schizofrenia "cronica", o erano incapaci di svolgere un lavoro utile.

La vita non degna di essere vissuta

La utilità, la "produttività", come criterio di discriminazione fra una vita degna, o non degna, di essere vissuta, e la negazione di ogni valore ad una forma di vita psicotica estesa nel tempo, hanno consentito alla psichiatria tedesca di quel tempo di considerare lecita, e alla politica nazionalsocialista di attuare, la dimissione forzata dagli ospedali psichiatrici, e la uccisione, dei pazienti diagnosticati come malati di schizofrenia (cronica).

Di questi fatti (come non ricordarli con orrore e con angoscia?) è stato testimone il vescovo di Münster, Clemens August von Galen, che nella chiesa di Sankt-Albrecht il 3 agosto 1941 ribadiva con parole sfolgoranti e temerarie la inenarrabile dignità della debolezza umana e della sofferenza psichica; e le sue parole [111], che avrebbero potuto costargli la vita, inducevano il governo nazionalsocialista a sospendere la deportazione e la uccisione dei pazienti.

Non conosco altre parole che abbiano saputo così splendidamente testimoniare il valore e la dignità di ogni esistenza; anche di quella che sia ai confini estremi della malattia e della solitudine. "Allora noi dobbiamo pensare che i malati, poveri e indifesi, siano a breve, o a lungo termine, uccisi. Perché? Non perché abbiano commesso un delitto degno della morte, non perché abbiano aggredito i loro infermieri e, per mantenere questi in vita, era necessario contrapporre in stato di necessità violenza a violenza"; e ancora: "No, non per queste ragioni gli infelici malati devono morire ma perché, a giudizio di un qualche ufficio, o stando alla perizia di una qualche commissione, sono divenuti 'indegni di vivere'; appartenendo al 'popolo improduttivo'. Fate attenzione: non possono più produrre beni, sono come una vecchia macchina, che non corre più, sono come un vecchio cavallo, che è diventato inguaribilmente zoppo, sono come una mucca che non dà più latte".

Alcuni frammenti ancora dal discorso del vescovo di Münster: fonte, oggi come ieri, di infinite riflessioni sulla vita e sulla dignità umana cancellate da una inaudita violenza. "No, si ha qui a che fare con uomini, con nostri simili, con nostri fratelli e nostre sorelle. Uomini indifesi, uomini malati, uomini improduttivi a giudizio di qualcuno. Ma hanno con questo perduto il diritto alla vita? Hai tu, ho io, il diritto di vivere solo fino a quando siamo produttivi, solo fino a quando siamo riconosciuti dagli altri come produttivi?" L'indignazione morale, e la passione della verità, risuonano alte e intemerate in queste altre parole: "Se si ammette che degli uomini abbiano il diritto di uccidere esseri umani 'improduttivi', anche se questo riguarda ora malati psichici poveri e indifesi, è possibile uccidere (assassinare) tutti gli uomini improduttivi, i malati inguaribili, gli invalidi del lavoro e della guerra; ed è consentito uccidere tutti noi quando siamo vecchi e deboli per l'età, e per questo improduttivi".

La sconvolgente attualità delle parole di questa straordinaria figura di vescovo, che diveniva cardinale dopo la fine della guerra, rinasce da questa ultima citazione: "Allora nessuno di noi è più sicuro della sua vita. Qualche commissione può mettere ciascuno di noi nella lista delle 'persone improduttive' che, a suo giudizio, sono divenute 'indegne di vivere'. E nessuna polizia ci proteggerà, nessuna legge punirà chi ci uccide, e nessuna legge consegnerà l'assassino alla giusta punizione. Chi può avere ancora fiducia in un medico? Questi magari definisce improduttivo il malato, e fa suo (così) l'invito ad ucciderlo. – Non è possibile immaginare quale imbarbarimento dei costumi, e quale generale diffidenza, si diffondano nel cuore stesso delle famiglie, se questa spaventosa dottrina viene tollerata, ammessa e seguita".

Nel carcere berlinese di Tegel

A queste indimenticabili parole vorrei associare quelle, non diverse nella loro tensione morale, di Dietrich Bonhoeffer che ha conosciuto nel carcere berlinese di Tegel, e poi nel campo di concentramento di Flossenbürg, la atroce violenza nazionalsocialista che lo ha portato alla morte, e che sul tema della vita degna, o non più degna di essere vissuta, ha scritto [27] cose ancora oggi attualissime. "Non esiste davanti a Dio una vita indegna di essere vissuta, perché la vita in quanto tale è considerata preziosa da Dio. Il fatto che Dio sia il creatore, il conservatore e il redentore della vita rende anche la vita più misera degna di essere vissuta dinanzi a lui"; e, ancora, chiedendosi dove dovrebbe esistere al di fuori di Dio il criterio per giudicare del valore di una vita: "Nel giudizio della comunità? Qui risulterebbe presto chiaro che il giudizio sul valore o disvalore sociale di una vita dipenderebbe dalle esigenze del momento e quindi dell'arbitrio e che ora questo ora quel gruppo di uomini sarebbe colpito dalla sentenza di annientamento. La distinzione fra vita degna di essere vissuta e indegna di essere vissuta distrugge prima o poi la vita stessa".

Ci siano, o non ci siano, in noi la fede, e la speranza, che hanno accompagnato fino alla morte la vita di Dietrich Bonhoeffer, le sue parole sono testimonianza inenarrabile del rispetto che si deve alla dignità delle persone, e in particolare a quella delle più deboli e delle più fragili, delle più malate e delle più povere, delle più esposte alla solitudine e alla disperazione. Sono parole che anche la psichiatria non avrebbe mai dovuto dimenticare.

Sono cose, queste, che toccano il nocciolo bruciante del problema della ideologia della discriminazione che intende fissare i suoi intoccabili criteri di distinzione e di separazione fra una vita degna di essere vissuta, e una vita *non* più degna di esserlo. Le profetiche parole del vescovo di Münster, e quelle di Dietrich Bonhoeffer, rispecchiano tempi, sigillati da una inaudita atrocità, che si spera non si possano mai più ripetere nella storia, e nondimeno esse ci ricordano come siano ancora oggi presenti pregiudizi inclini a distinguere una vita degna di essere vissuta da quella, che non lo è, e a negare alle forme di vita psicotica una loro autonoma significazione umana, e una loro piena dignità personale.

Non lasciarsi divorare dal pregiudizio

Riflettendo ora sulla fenomenologia del pregiudizio, così importante nell'accrescere la sofferenza dei pazienti psichici, e nel ledere la loro dignità, vorrei citare le bellissime considerazioni [25] di Norberto Bobbio a questo riguardo. "Noi di solito chiamiamo 'pregiudizio' un'opinione o un complesso di opinioni, talora anche un'intera dottrina, che viene accolta acriticamente e passivamente dalla tradizione, dal costume oppure da un'autorità i cui dettami accettiamo senza discuterli: 'acriticamente' e 'passivamente', in quanto l'accettiamo con tanta forza che resiste ad ogni confutazione razionale, vale a dire a ogni confutazione che venga fatta ricorrendo ad argomenti razionali"; e, ancora, domandandosi cosa renda così ostinatamente forte il pregiudizio: "Mi pare che si possa dare questa risposta: la forza del pregiudizio dipende generalmente dal fatto che il credere vera un'opinione falsa corrisponde ai miei desideri, sollecita le mie passioni, serve ai miei interessi".

I pregiudizi sono infiniti: ci sono pregiudizi individuali, e ci sono pregiudizi collettivi; e sono questi ad essere ancor più pericolosi: molti conflitti fra i gruppi scaturiscono dal modo distorto con cui un gruppo sociale giudica l'altro; causando incomprensione, inimicizia, disprezzo, e violenza. La conseguenza principale del pregiudizio è insomma la discriminazione: come dice ancora Norberto Bobbio. "La parola è relativamente recente ed è stata introdotta e diffusa soprattutto in relazione alla campagna razziale, prima nazista e poi anche fascista, contro gli ebrei, considerati come un gruppo 'discriminato' rispetto al gruppo dominante." La discriminazione si accompagna alla emarginazione sociale che egli così bene descrive: "L'esempio classico è il ghetto in cui furono rinchiusi gli ebrei per secoli nel mondo cristiano. Ma anche se non istituzionalizzati, ghetti di minoranze etniche o sociali ce ne sono in tutte le grandi città. Si pensi ai quartieri negri, come Harlem, nelle città americane, o alle bidonville che circondano le metropoli. La forma estrema di emarginazione è quella che si esercita nelle cosiddette istituzioni totali, come le prigioni e i manicomi". I pregiudizi ledono, e feriscono mortalmente, la dignità e la libertà delle persone, delle persone che soffrano in particolare di disturbi psichici, così facilmente ancora oggi incomprese nella loro fragilità e nella loro sensibilità, e così falsamente considerate come portatrici di aggressività, e di nonsenso.

Ma è possibile eliminare il pregiudizio? Il grande filosofo del diritto così risponde. "Chiunque conosca un po' la storia, sa che di pregiudizi nefasti ce ne sono sempre stati e che anche quando alcuni di essi vengono superati ne sorgono subito altri"; e ancora: "Posso dirvi soltanto che i pregiudizi nascono nella testa degli uomini. Perciò bisogna combatterli nella testa degli uomini, cioè con lo sviluppo delle conoscenze, e quindi con l'educazione, attraverso la lotta incessante contro ogni forma di settarismo". Sono parole molto belle che invitano a non desistere dal combattere i pregiudizi, e ovviamente in questi rientrano quelli così ostinati, e crudeli, verso la psichiatria; senza esitare mai nel difendere il diritto inalienabile alla dignità e alla libertà interiore dei pazienti, e senza cedere mai alla tesi inumana che ci sia una vita non degna di essere vissuta.

Andare al di là del disprezzo

Alla radice del pregiudizio, di ogni forma di pregiudizio, ci sono il disprezzo per le persone, e la indifferenza alla loro dignità. Sul disprezzo vorrei ricordare quello che ne ha scritto Dietrich Bonhoeffer [27]: "Chi disprezza un uomo non potrà ottenerne mai nulla. Niente di ciò che disprezziamo negli altri ci è completamente estraneo. Spesso ci aspettiamo dagli altri più di quanto noi stessi siamo disposti a dare. Perché finora abbiamo riflettuto in modo così poco realistico sull'uomo, sulla sua debolezza e su quanto sia esposto alla tentazione? Dobbiamo imparare a valutare gli uomini più per quello che soffrono che per quello che fanno o non fanno. L'unico rapporto fruttuoso con gli uomini – e specialmente con i deboli – è l'amore, cioè la volontà di mantenere la comunione con loro". Seguendo il cammino interiore del grande teologo protestante tedesco, giungeremmo a capire meglio le conseguenze dei nostri pregiudizi, che dilatano la sofferenza e il dolore, la solitudine e la disperazione, delle persone, di quelle che stanno male in particolare, e saremmo capaci di riconoscere, e di rispettare, il volto arcano e segreto della loro dignità umiliata.

Queste riflessioni sulla dignità umana, sulle disumane lacerazioni alle quali essa è andata incontro nella storia, e ancora oggi nella realtà, della psichiatria, non dovrebbero mai allontanarsi dalla nostra coscienza, e non solo da quella di chi si occupa di psichiatria ma di chiunque abbia a cuore le ragioni della umanità; e in essa la fiaccola sempre accesa della dignità non può non risplendere senza fine.

Mi sono ora confrontato con quelle che sono le fondazioni filosofiche e giuridiche della dignità umana che ha una così radicale ed emblematica importanza nella vita; ma ho voluto anche ricordare le disumane violazioni della dignità e della libertà dei pazienti avvenute negli anni terribili della egemonia nazionalsocialista quando la medicina e la psichiatria si sono alleate al potere politico nel giustificare la tesi che ci siano categorie di uomini, deboli e malati, fragili e lontani da una significativa utilizzabilità sociale, la cui vita non sia più degna di essere vissuta. Questa tesi si è venuta configurando nel solco di una visione del mondo, di una *Weltanschauung*, che "riduceva" l'uomo alla sua naturalità, e cioè alle sue esclusive funzioni biologiche, e riteneva giusto liberare la società dalle fonti di una inutile sofferenza: eliminando le persone malate, e quelle portatrici di handicap, divenute non più produttive.

Tesi, questa, inimmaginabile oggi nella sua inumana e inaudita violenza ma le sue inavvertite risonanze si nascondono (forse) nel *background* di alcune impostazioni ideologiche contemporanee: come ci dicono due splendidi libri [40] [108] che, in Germania, si sono di recente incentrati sulle radicali questioni etiche della eutanasia e del suicidio assistito. In uno di questi libri [108] Hans Lauter, che è stato direttore di una delle Cliniche psichiatriche della Università di Monaco di Baviera, ha sostenuto che la rimessa in questione del valore della vita di singole persone, e di gruppi di persone, insieme alla idea che ci siano criteri obiettivi di valutazione di una vita non degna di essere vissuta, e alla crudele esaltazione della compassione, hanno creato le premesse alla giustificazione etica della eutanasia, e dell'aiuto attivo a morire. Sarà questione di tempo, egli dice, e la determinazione medica della morte sarà estesa, sulla scia di una bioetica utilitaristica, dalla categoria dei morenti a quella di chi non abbia più capacità cognitive, e dalla categoria dei malati anziani a quella dei portatori di handicap gravi. Certo, in Germania, nel solco delle terribili esperienze della medicina e della psichiatria nazionalsocialiste, la sensibilità ai valori intangibili della dignità umana, e della libertà, e al pericolo che questi valori siano recisi, è altissima; ma, in ogni caso, queste considerazioni non possono non farci riflettere sugli abissi etici che si aprano dinanzi alla medicina, e alla psichiatria, quando siano alleate alla economia e alla politica nel considerare una vita *non* degna di essere vissuta, e nel sostenere la legalizzazione della eutanasia.

Cosa dire, infine, del suicidio assistito nel quale è la persona a chiedere di essere accompagnata alla morte? Il suicidio assistito nella sua connotazione formale non si distingue sostanzialmente dalla eutanasia: chiedo di essere aiutato a morire quando il mio dolore, e la mia sofferenza, la mia vita, mi sono divenute intollerabili, e il passare del tempo accresce il mio desiderio di morire. Ma sono davvero libero di scegliere quando dichiaro questo mio desiderio, o la mia autonomia e la mia libertà sono incrinate dalla sofferenza, dalla malattia, con le angosce e i turbamenti ad esse collegati? Quale influenza svolgono nella richiesta, e nella ricerca, di una morte volontaria le idee che gli altri, familiari e non familiari, hanno del vivere e del morire, del senso del dolore e della sofferenza, del destino della malattia, della sua curabilità, o della sua incurabilità? Non c'è commissione medica che possa valutare fino in fondo se la mia richiesta di essere aiutato a morire sia davvero libera, o se non mi sia imposta dai contesti in cui sono immerso.

Non potrei non dire queste cose nel mio discorso sulla dignità perduta nel mondo di oggi.

Chiedere perdono

Il dovere di un medico non ha abitualmente a che fare con i problemi ultimi del vivere e del morire, della vita e della morte, ma con i quotidiani problemi del dolore e della solitudine dei pazienti, e con il rispetto della loro dignità. A questo riguardo vorrei ricordare come, nel film più bello e affascinante di Ingmar Bergman, *Il posto delle fragole,* il protagonista, Isak Borg, che è un celebre medico giunto alla conclusione del suo insegnamento, sogna di trovarsi ancora in un'aula universitaria, e di essere a sua volta esaminato da un suo collega che lo invita a svolgere una indagine batteriologica, a raccogliere la storia clinica di una paziente, e a rispondere alla domanda su quale sia il primo dovere di un medico; ma il professor Borg non sa dare la risposta che è quella di chiedere *perdono*. Sì, il dovere di chiedere perdono, quando si fa il medico, è sempre più incombente, oggi, nella misura in cui il dilagare della tecnica rischia continuamente di recidere la dignità del malato. Non sempre si ascoltano i pazienti, non sempre nemmeno li si saluta e li si guarda, nella fretta di giungere alla diagnosi affidata alla sola tecnica. Non sempre si ha il tempo di condividere il dolore e l'angoscia, la tristezza e la inquietudine dell'anima, lo smarrimento e la timidezza di una paziente, o di un paziente. Questi sono alcuni dei motivi che inducono un medico a chiedere perdono; ma egli deve chiedere perdono anche delle cose che non sono state dette, e di quelle che sono state dette senza carità e senza amore.

Non è facile fare il medico in un momento storico ed economico, come questo, ma è necessario riflettere senza sosta sulle iniziative e sulle omissioni che ledano la dignità e la fragilità dei pazienti.

L'immagine dell'uomo

Nel fare psichiatria, insomma, non ci si può non interrogare continuamente sulla immagine dell'uomo che è in noi, e sulle conseguenze che essa ha nel nostro modo di considerare la sofferenza dei pazienti: riguardandola come dotata di senso, o come inutile, e non più degna di essere vissuta.

Da qui, da questo capitolo che si è confrontato con le tesi estreme, e non più ripetibili, di una psichiatria che aveva perduta la sua ragione d'essere salvifica, si inizia il mio cammino lungo i sentieri scoscesi e interrotti di una riflessione sul senso della vita, sulle diserzioni ancora oggi possibili in una psichiatria che non rispetti fino in fondo la dignità umana dei pazienti, e ancora sulle forme creatrici di dialogo e di incontro nella vita quotidiana alle quali la psichiatria come scienza umana, e come scienza sociale, può utilmente consegnare la sua esperienza, e le sue indicazioni etiche. Muovendo in ogni caso dalla tesi che al medico competa l'obbligo di difendere fino in fondo la vita delle persone: radicalmente rifiutandosi di accogliere una qualsiasi distinzione fra una vita degna di essere vissuta, e una vita non più degna di esserlo. Ma, anche quando sia la persona a chiedere di essere aiutata a morire, il dovere del medico è quello di aiutarla a vivere con ogni possibile testimonianza di umana presenza che si fondi sulle cure, certo, ma anche sulla passione della speranza.

2. Questioni di etica medica

Vorrei svolgere alcune considerazioni su radicali problemi di etica, di macroetica e di microetica, che riguardino i modi con cui ci si confronta con la malattia in medicina, e in psichiatria, nell'orizzonte di una inalienabile dignità della persona; e non potrei iniziare questo mio discorso senza chiedermi se esista una etica medica che sia valida in ogni tempo, e in ogni circostanza. Certo, questa è la mia risposta, le fondazioni etiche dell'agire medico sono stabili, e trascendono ogni storicizzazione; ma i modi, con cui i principi etici sono applicati, cambiano di epoca in epoca: in relazione alla complessità e alla originalità dei problemi che nascono nel corso della storia. Ci sono, cioè, norme etiche generali che fanno parte della coscienza umana, e che non possono essere mai disattese; benché, ovviamente, ci siano oscillazioni nei modi di intenderle, e di metterle in pratica. Nell'area delle norme etiche generali rientrano il rispetto della dignità umana, il riconoscimento del valore che ha la persona, il diritto alla vita e quello alla integrità fisica e psichica, il diritto alla autodeterminazione, e quello a non essere mai oggetto di finalità estranee al benessere di ciascuno di noi. Sono norme che, in fondo, hanno a che fare con il tema della libertà.

La malattia toglie all'uomo in misura più, o meno, profonda la sua libertà, lo diceva Cartesio, e grande è la responsabilità del medico nel rispettare, o nel violare, consapevolmente, o inconsapevolmente, il diritto del paziente alla libera decisione nelle scelte che lo riguardano, e in particolare il diritto al consenso informato. Questo esige che il medico informi adeguatamente il paziente (quando lo richieda) sulla diagnosi, sulla prognosi, sulla terapia che si ritiene necessaria, e sui risultati a cui si pensa di giungere; ma quale reale libertà abbiamo nel dare il nostro consenso quando la malattia, quella fisica, la attenua, e quella psichica la diminuisce talora in misura radicale? Ci sono risposte diverse a queste domande ma la sola cosa importante è quella di confrontarsi con esse eticamente in ogni particolare situazione clinica e umana. Non sono i questionari, fatti sottoscrivere senza talora nemmeno coglierne i significati, a rendere libero un consenso; anche se questo sia stato illustrato nei modi richiesti. La lettera della legge è rispettata, ma non lo spirito, e di questa insanabile antinomia vorrei discutere: sono cose nelle quali è in gioco la dignità umana.

Il consenso informato

Quali sono le possibili concezioni etiche sulla natura del consenso informato, sulle sue possibilità di essere ottenuto in un clima di libertà? Cosa ci dicono le diverse concezioni etiche in ordine al problema di un consenso informato che porti alla conoscenza della diagnosi e della cura, e alla accettazione di farmaci, di indagini tecnologiche sempre più complesse, e talora sempre più invasive, e di interventi di natura chirurgica? Sia pure euristicamente, una prima concezione etica sostiene come sia, in fondo, impossibile chiedere il consenso di un paziente che non è libero di fare scelte in una condizione psicologica e umana di dipendenza dalla malattia. Il solo atto di libertà, che sia consentito al paziente, è quello di scegliere il medico del quale fidarsi, e al quale delegare ogni possibile decisione. Una seconda concezione etica ritiene possibile il consenso quando la malattia sia chirurgica, e ne siano chiare le indicazioni, e la natura dell'intervento, e non lo ritiene possibile quando la malattia sia di natura medica che è più complessa ed enigmatica nelle sue conseguenze, e che può portare a lunghe degenze ospedaliere, e a profondi cambiamenti nelle relazioni familiari e sociali. Una diversa concezione si riconosce nella tesi che, bene informato, un paziente possa prendere piena coscienza della natura della malattia e della terapia, sia medica sia chirurgica, e possa così liberamente decidere se adeguarsi, o meno, alle indicazioni che gli siano delineate. Una ultima concezione etica è quella che considera inutile, e anzi contraddittorio, chiedere, e ottenere, un libero consenso a chi sia malato; essendo la decisione sulle strategie terapeutiche di esclusiva competenza medica; nella misura in cui essa sia fondata su di un sapere nutrito di conoscenze scientifiche che non possono essere trasferite ad un malato.

Non ci sarebbe, così, una sola soluzione etica nella ricerca, e nella valutazione, del consenso alle cure ma soluzioni diverse che nascono da modi diversi di intendere la libertà di una scelta: quando la malattia sia in noi. Certo, quando la relazione fra medico e paziente sia fondata su di una reciproca fiducia, allora più facilmente un paziente si può avvicinare ad un libero consenso; benché questo non sia facile da raggiungere. Ciascuno di noi nel tempo della malattia è solo in parte capace di scelte davvero libere nel consentire, o meno, alle cure proposte; e questo, ovviamente, non solo nel contesto di una malattia organica, di una malattia fisica, ma soprattutto nel contesto di una esperienza neurotica, e di una esperienza psicotica.

Il diritto di non sapere

La legge, che disciplina il consenso informato, non può essere in ogni caso attuata se non rispettando fino in fondo la dignità umana, e cercando di valutare la libertà di chi, stando male, è debole e fragile, angosciato e insicuro, smarrito e dipendente dal medico, non sempre capace di scelte libere. Ma altre questioni etiche si aggiungono a quelle del consenso alle cure, e dell'essere informati sulla natura della malattia, e sulla diagnosi; e, in particolare, quella che, come in Germania si viene sostenendo, non si possa negare ad un paziente, che lo richieda, il diritto di *non* sapere di quale malattia sia ammalato, e a quali cure sia sottoposto. La libertà di scegliere di non essere informati della propria malattia, e della evoluzione della propria malattia, non può essere negata nella sua fondazione etica, e dovrebbe essere rispettata. Non so, insomma, e lo si ribadisce in un bellissimo articolo [70] di "Universitas", una delle grandi riviste tedesche di cultura, se sia sempre giusto "dire la verità" al malato senza pensare che questo possa immergere un paziente nelle acque tempestose dell'angoscia che aggrava l'andamento di ogni malattia. Il *trend* teorico e pratico è, oggi, quello di comunicare al malato ogni informazione e ogni decisione sulla malattia; e non ci si chiede mai quanta verità egli sappia sopportare, e quali conseguenze talora disastrose e crudeli scaturiscano dalla assiomatica, e non sempre eticamente fondata, applicazione della tesi che mai si possa tacere la verità al malato.

Ci sono poi mille modi di dire la verità, e come ha scritto Hofmannsthal [75] è così difficile dire la verità senza mentire; e allora il diritto di non sapere, e il diritto di sapere con discrezione e con misura, sono diritti inalienabili di ogni persona malata.

La dignità del malato

La dignità del malato è facilmente scalfita, consapevolmente o inconsapevolmente, in molti modi che nascono dalla incapacità, o dalla impossibilità, di immedesimarsi e di trasfondersi nella vita emozionale di chi dal dolore sia portato a vivere in un altro mondo: nell'altro mondo della malattia. Ovviamente, non potrei confrontarmi con questo tema senza dire subito che la dignità del malato è esposta al rischio di ferite dolorose sia quando la malattia sia curata a casa sia quando induca a degenze ospedaliere, e che nell'uno e nell'altro caso sono drasticamente implicati i modi di essere e di comportarsi del medico: la sua coscienza e la sua responsabilità. Le mie considerazioni su quelli che mi sembrano essere i compiti non solo tecnici, ma umani ed etici, del medico, rinascono dagli orizzonti di conoscenza della psichiatria che dalla sua storia e dalla sua vocazione è sempre stata portata a riflettere, magari dilatandone l'importanza, sulle contraddizioni e sulle ambivalenze della pratica medica nella quale scienza e umanità dovrebbero essere, e non sempre lo sono, alleate.

Guardarsi dal ferire la dignità del malato

La dignità del malato, di ogni malato, è facilmente lacerata dalle ferite dell'anima causate dalle parole che diciamo, e da quelle che dovremmo dire, e non diciamo, o dai gesti che nascondano in sé indifferenza e impazienza, noncuranza e deserto emozionale. (Come dice Etty Hillesum [73]: "Si dovrebbe parlare delle questioni più gravi e importanti di questa vita solo quando le parole ci vengono semplici e naturali come l'acqua che sgorga da una sorgente".) Siamo tutti implicati in queste ferite talora volontarie, talora involontarie, che accrescono il dolore dei pazienti, e che possono influenzare l'andamento della malattia. Sono considerazioni molto semplici, quelle che vorrei svolgere, dalle quali abbiano a sgorgare concrete indicazioni in ordine ai rischi di incrinare la dignità della persona malata: non tenendo presenti le sue debolezze e le sue fragilità, i suoi timori e i suoi tremori, le sue attese e le sue speranze.

Sono stati di cose che si manifestano già nel primo incontro con il paziente, e che poi si sviluppano, aggrovigliandosi e complicandosi, nella misura in cui la malattia sia acuta, o estesa nel tempo, benigna, o maligna, curabile a casa e in ambulatorio, o in ospedale, con le conseguenti diverse risonanze emozionali che dipendono da tante cose: dalle qualità psicologiche e dai contesti sociali in cui si vive, e ancora, cosa di grande importanza, non solo dalla competenza scientifica del medico, ma anche dalle sue attitudini, almeno in parte innate, benché sempre educabili, alla introspezione e alla immedesimazione, all'ascolto e al dialogo, ma anche alla intuizione che ci fa intravedere le stimmate iniziali del dolore e dell'angoscia, della tristezza e della disperazione. Attitudini necessarie quando ci incontriamo sia con malati somatici sia, e ancora più drammaticamente, con malati psichici che sono così facilmente feriti, o lacerati, nella loro dignità.

Nell'incontro con il malato

Come dice Victor Emil von Gebsattel in pagine bellissime [62] [63], non sono possibili conoscenza e cura in medicina, e non solo in psichiatria, se non quando medico e paziente si incontrino su di un piano umano: una persona ne incontra un'altra, e questo al di là dell'essere medico, o dell'essere malato. L'uno e l'altro sono uniti, nei momenti iniziali del loro incontro, da una relazione di umana vicinanza, e di reciproca comprensione, alla quale si sostituirà, o meglio si accompagnerà, una relazione che, orientata alla diagnosi, sia almeno temporaneamente distanziante, e impersonale. Ma non tutti i medici, e non tutti gli psichiatri, si incontrano con chi chieda il loro aiuto in un atteggiamento di ascolto e di accoglienza, che richiede tempo e pazienza. Non solo il rispetto della dignità di chi soffre, ma l'importanza di creare una *climax* di fiducia, e di attesa nella speranza, vorrebbero che nelle relazioni fra medico e paziente mai venissero meno le premesse così drasticamente delineate da von Gebsattel; e, in questo contesto, come non ribadire la radicale significazione psicologica e umana, e anche terapeutica, delle parole e dei gesti con cui ci si incontra con il malato? Se le parole non nascono dal cuore, non servono a nulla, e anzi fanno del male; e fanno del male i gesti che non sappiano testimoniare attenzione e partecipazione.

Non è facile del resto, ma è necessario, conciliare le esigenze di tempo del medico con quelle del paziente. Il tempo necessario al medico per giungere agli esami da consigliare, alle decisioni da prendere, e infine alla diagnosi, è un tempo che non sempre corrisponde a quello del paziente che ha bisogno non solo di descrivere i suoi disturbi ma di comunicare, magari ripetendosi, le sue ansie e le sue speranze, le sue insicurezze e i suoi smarrimenti. Certo, nel servizio pubblico ci sono rigidi *standard* sulla durata delle visite; ma è lavoro antiterapeutico, e fonte di ferite sanguinanti alla dignità umana, abbreviare, e non completare, un colloquio con un paziente che, divorato dall'angoscia, ha bisogno di essere ascoltato, talora a lungo, anche quando ne sia chiarita la diagnosi.

In ospedale

Ma la dignità del malato incorre in molti rischi soprattutto nelle degenze ospedaliere nelle quali medici e infermieri non sempre dedicano attenzione, discrezione, gentilezza, e rispetto nell'accogliere, nel parlare, nel guardare, nel visitare, un malato. Si ha la giusta consapevolezza della enorme importanza che i modi di essere e di comportarsi del medico hanno nel destare angoscia e disperazione, o invece accettazione della malattia e fiducia? E non sempre ci si astiene dal dare del *tu* a persone anziane, e deboli, che sono chiamate non per nome ma con il numero del loro letto; oltraggiandone la dignità, e trattandole come esistenze nemmeno degne di essere vissute. Come non pensare ancora alla mancanza di accoglienza e di gentilezza, alla impazienza e alla noncuranza, con cui si risponde a richieste talora ripetute, e nondimeno strazianti, di pazienti che hanno bisogno di essere aiutati a bere un bicchiere d'acqua, e a mangiare qualcosa; con le conseguenti ferite alla dignità personale. Cose banali e comuni, che testimoniano nondimeno della facilità con cui, negli ospedali, non sempre si rispettano fino in fondo le esigenze psicologiche e umane dei malati consegnati ad aride tecnologie conoscitive e diagnostiche alle quali sono del tutto estranee le ragioni del cuore. Ovviamente, non sono possibili ingiuste generalizzazioni: ci sono ospedali in cui la cura si accompagna ad un contesto psicologico e umano di rispetto della dignità umana dei malati.

Il corpo nella malattia

Non si può cogliere fino in fondo quello che avviene nel corso di una malattia, quando sia una malattia grave, e sia curata in ospedale, se non si riflette sulle modificazioni del corpo che ad essa si accompagnano. Nella malattia l'esperienza del corpo si converte nella esperienza del silenzio del corpo; e allora non è più possibile sentire come vivente il proprio corpo che sprofonda nella disperata insignificanza di una corporalità incapace di trascendenza, e perduta nella immanenza: nella prigionia di una solitudine ghiacciata e lacerata. Così, il corpo vivente è a mano a mano sommerso e oscurato dal corpo inanimato, dal corpo somatico, fino a giungere all'allontanamento dell'io dal corpo che si smarrisce nel mondo: divenendo parte del mondo. Cosa sa il medico di questi silenzi del corpo, di queste dislocazioni e di queste metamorfosi, di queste inesplicabili lacerazioni e di questi vertiginosi trasalimenti, che confluiscono nella esperienza di un essere-morti interiormente? Cosa può fare il medico, dinanzi ad una intimità ferita dalla malattia, dinanzi ad una corporalità inaridita in questa sua dimensione vivente, e sospinta nel gorgo, e nel silenzio, della sua dimensione inanimata? Cosa fare, a quali parole, a quali gesti, ricorrere per arginare, o almeno per non accrescere, e non dilatare, i confini dell'angoscia, della tristezza, e della disperazione, che conseguono a questa mutata esperienza del proprio corpo?

Non ci sono risposte a queste domande se non ripensando alla dilemmatica realtà dell'anima e del corpo, della soggettività e della oggettività, della interiorità e della esteriorità, della libertà e della illibertà, che si alternano in ciascuno di noi, quando la malattia oscura la nostra vita. Ma questo non basta, ed è necessario scendere lungo i sentieri che ci portano all'interno, e ci avvicinano alle soggettività ferite e frantumate dalla malattia, alle soggettività *altre* dalle nostre, sulla scia di una continua creatrice immedesimazione nelle angosce e nei desideri, nelle attese e nelle inquietudini del cuore, negli smarrimenti e nelle lacerazioni dell'anima, e del corpo vivente.

Sono cifre psicologiche, e umane, incise nel linguaggio del corpo, del corpo vivente, e che gridano nel silenzio della interiorità lacerata dalla malattia, e nella indifferenza al dolore che è in un medico incapace di dialogare con i corpi alla deriva, ricolmi di disperazione, e anelanti alla fragile gentilezza dei gesti e delle parole.

Le metamorfosi del corpo

Grande è la responsabilità di un medico che non sappia decifrare questi aneliti, e questa riservatezza, questo pudore del corpo, e non sappia riconoscere la noncuranza, o il disinteresse, che si nascondano nei suoi gesti e nelle sue parole. La dignità della persona malata, vorrei ancora ripeterlo, ha bisogno di parole nutrite di silenzio e di rispetto, di vicinanza e di distanza, di umiltà e di timidezza, di occhi aperti all'infinito che è in noi. Un malato, quando si senta guardato da occhi bruciati dalla indifferenza, e toccato da gesti svuotati di senso, e perduti nel gorgo di una esasperata freddezza tecnica, non può non riviversi come una "cosa" inutile.

A questo riguardo, non potrei non ricordare quello che dice Jan Hendrik van den Berg [12] in una sua splendida analisi fenomenologica della malattia, e cioè che in tempi normali ciascuno di noi si identifica così bene nel suo corpo da dimenticarlo. Il corpo è un fedele alleato di chi sta bene ma la malattia modifica profondamente questa identificazione. Il corpo, a chi si ammala, si fa estraneo: straniero; e non è più se non un oggetto impersonale: occupato da un tirannico invasore. Il male si radica nel corpo malato, e se ne impadronisce: ne fa un tessuto che prolifera; un tumore; un'ulcera; una ferita che sanguina, e non si rimargina. Il compagno fedele diviene un avversario, un nemico ostinato, e il malato deve entrare in guerra con lui. La malattia cambia (così) radicalmente l'esperienza che noi abbiamo del nostro corpo: sia del corpo somatico, del corpo inanimato, sia del corpo vivente, del corpo dotato di trascendenza; e di queste modificazioni nell'esperienza soggettiva di un corpo che si ammala, dovremmo avere coscienza se vogliamo avvicinarci ai modi di vivere, e di soffrire, dei malati, che non hanno solo bisogno di terapie ma di umana condivisione del loro destino di dolore.

La dignità del corpo malato

Nella sua pratica clinica il medico vive ai confini fra salute e malattia, e cioè dimora nel mondo della malattia senza identificarsi in essa; e la relazione fra il medico e il paziente, fra il corpo del paziente, e la mano, e lo sguardo, del medico, è di natura conoscitiva: è orientata alla conoscenza. La mano, e lo sguardo, del medico, esplorando il corpo del malato, ne scrutano il mistero; senza che possano mai dimenticare il rispetto dinanzi alla fragilità e alla libertà ferita, e dinanzi al dicibile e all'indicibile del pudore. Ma la necessaria distanza emozionale, con cui il medico si avvicina al corpo malato, non si può trasformare in una presa di contatto gelida e calcolatrice, indifferente e oggettivante. Il rischio, che questo accada, è molto alto, oggi, nella misura in cui la tecnologia dilagante tende a svuotare di senso l'umanità e la gentilezza d'animo del medico; considerandole inutili, e non preoccupandosi di dire talora parole che contengano veleno come il morso del serpente di cui Filottete ha subito le conseguenze per tutta la vita. Il medico dovrebbe allora essere alleato della persona malata contro il comune avversario della malattia ma nella costante consapevolezza di quelle che sono le attese straziate dei corpi alla deriva che attendono autentica partecipazione al loro destino di vita e di morte.

Il corpo ferito dalla malattia non è se non la espressione di una intimità dell'anima violata, e oltraggiata; e dell'uno e dell'altra il medico si deve interessare se non vuole dilatare l'angoscia e la disperazione, la solitudine ghiacciata e febbrile, dei pazienti che gli presentano il loro corpo dilaniato dalle conseguenze della malattia, e la loro anima lacerata dalla perdita di ogni speranza. La malattia, la malattia tumorale in particolare, che cambia talora così radicalmente l'immagine del corpo, e la sua percezione in chi sia immerso nella malattia, non sempre riesce nondimeno a spegnere il linguaggio, e la dimensione vivente, del corpo che resiste così alla invasione e alla dilatazione del corpo fisico, del corpo inanimato, del corpo non più capace di trascendenza, e imprigionato nella sua radicale solitudine. Insomma, le ultime frontiere della dignità umana si trovano, e si raggiungono, in queste metamorfosi del corpo, del corpo vivente e del corpo fisico, che la malattia rende così fragili, e così esposti a continue lacerazioni, e a continue sanguinanti ferite, che faticano a cicatrizzarsi anche dopo che la malattia sia stata arginata.

Quando si muore

Non solo ci si ammala, in medicina, ma anche si muore; e allora si deve essere impegnati nel difendere fino in fondo la dignità umana di chi sta morendo. Si muore in modi infinitamente diversi, e il mistero, che è nel morire e nella morte, ci obbliga ad accoglierlo nella sua insondabile realtà; e, in questi momenti, ogni medico è chiamato ad una esperienza umana di indicibile impegno. Le parole si sfaldano, e si slabbrano, nella ricerca impossibile di qualcosa che consenta al medico di dire la sua presenza, e la sua vicinanza, a chi muore. La dignità della persona che muore esige, se non parole impossibili, almeno gesti capaci di risuonare di solidarietà e di speranza contro ogni speranza.

La scienza medica non può essere di alcun aiuto nel lenire il dolore, o la disperazione, di chi muore, e solo a quelli fra noi, misteriosamente immersi nella grazia, riesce di incrinare almeno per un attimo la solitudine di chi muore, e di chi sopravvive.

Certo, ci si avvicina alla morte, si può morire, nei fulgori indicibili della fede e della speranza di Thérèse de Lisieux, o nell'angoscia della morte come nella priora del monastero carmelitano di Compiègne così mirabilmente descritta da Georges Bernanos nei *Dialogues des Carmélites*. Ma ci si può avvicinare alla morte, anche quando essa sia ancora lontana, presentendone la vicinanza: come in una bellissima poesia [54] di Luisa Famos, che moriva a poco più di quarant'anni nella rapida scia di una malattia incurabile, e che ci sa dire di quanta tenerezza abbia bisogno una vita sulla quale scendano le ombre della morte. Avrei potuto citare una diversa testimonianza poetica di un morire che si incammina verso la morte ma questa della poetessa svizzera mi è sembrata emblematica nell'indicare la leggerezza e la profondità dei sentimenti di chi intraveda così vicina la morte, e la leggerezza e la profondità dei sentimenti necessari a chi si accompagna, assistendo o curando, ad una vita che si spegne, e alla quale solo una comunità di destino può illudersi di essere di aiuto.

L'ala della morte
M'ha sfiorata
In giugno
Un lunedì pomeriggio

Appena sfiorata
M'ha l'ala della morte
In giugno
Un lunedì pomeriggio
Intanto che lì nell'orto
S'aprivano i fiori
Nel sole
E un uccello
Tracciava il suo giro su in alto

Allora è scesa la notte
Senza oscurità
Stelle hanno iniziato il loro corso
E Tu mio Dio
Mi eri molto vicino.

(Questa poesia, come le altre raccolte in traduzione italiana, è scritta in *vallader*: una variante del retoromanzo che si parla ancora oggi nel cantone svizzero dei Grigioni.)

La dignità umana, in psichiatria

Ma ora vorrei confrontarmi con i modi con cui il tema della dignità umana rinasce nell'area della psichiatria: la più problematica delle discipline mediche; ma le esperienze psicopatologiche continuano a testimoniare della condizione umana nella sua dignità e nella sua originalità. La decifrazione dei fenomeni psicopatologici non è la conseguenza di una unilaterale iniziativa conoscitiva da parte dello psichiatra ma è la espressione di una contestuale partecipazione da parte dello psichiatra, e da parte del paziente, senza la collaborazione del quale (senza il circolo ermeneutico che lega l'uno all'altro) non si può nemmeno giungere alla conoscenza diagnostica. Un atteggiamento interiore, che consideri l'uomo malato una cosa, un oggetto, da esaminare con ghiacciata freddezza scientifica, non si concilia con la dignità umana che richiede di confrontarsi con un malato psichico con la stessa attenzione con cui ci si confronta con ogni altro malato. La dignità umana non dipende dal quoziente di intelligenza, e nemmeno dal ruolo sociale che noi svolgiamo.

La dignità umana è la radice di ogni incontro con un paziente psichico che ha gli stessi diritti, e le stesse esigenze, che abbiamo noi; e ha (così) diritto alla attenzione, al rispetto, alla gentilezza, alla accoglienza, alla comprensione, all'ascolto, e alle attese nella speranza. La dignità della persona trascende ogni distinzione fra normalità e anormalità, fra sanità e malattia, ed è un bastione di resistenza di fronte ad ogni aggressione, e ad ogni sopraffazione. Ma la dignità umana nelle sue fondazioni etiche non può ignorare la sua originaria natura sociale, e questo ci deve indurre a dimostrare grande sensibilità, solidarietà e rispetto, e a prenderci cura di ogni paziente; riconoscendolo, al di là dei suoi comportamenti, e dei suoi sintomi, nella sua inalienabile soggettività.

Sulla scia di altri problemi etici

In psichiatria, del resto, non si finisce mai di confrontarsi con ancora più brucianti problemi di natura etica. Così, uno psichiatra, uno dei più grandi del secolo scorso, Kurt Schneider, di rigorosa formazione scheleriana, ha sostenuto [125] come non si possano confondere forme di sofferenza psichica, determinate da malattie, con forme di sofferenza psichica ricollegabili a destini: quelle hanno bisogno di terapie biologiche, queste non ne hanno bisogno. Sulla scia del suo pensiero, direi, la malinconia clinica, la malinconia-malattia, che chiamiamo depressione, ha bisogno sempre di essere curata farmacologicamente; mentre la malinconia come stato d'animo, la malinconia come *Stimmung*, la malinconia come destino, che (vorrei fare mia, decontestualizzandola, una bellissima immagine di Simone Weil) appartiene all'ordine della grazia, non ha questo bisogno. Certo, dice ancora [124] Kurt Schneider, riferendosi alla applicazione dell'elettroshock, che continua ancora oggi in alcuni luoghi ad essere utilizzato: "Rifiuterei questa terapia *anche quando* con essa si potesse sottrarre, cosa possibile, un paziente ad un conflitto interiore. Lo si potrebbe colpire alla testa così che non sia più capace di risposte emozionali, e ne sia interrotta la negativa influenza delle esperienze vissute; ma, nell'andare incontro in questo modo ad un destino, che è sempre compito, e ha sempre senso, noi veniamo meno alle ragioni etiche della vita. Dove mai si giungerebbe? Anche se la cosa fosse di aiuto, non tutto ciò che aiuta è consentito. Solo una riflessione senza fine sul destino, che non è malattia, e non è oggetto della medicina, ci fa resistere ad un tale imperialismo medico".

Sono parole attuali e inattuali, sferzanti e implacabili, coraggiose e temerarie, e nondimeno necessarie, che nelle loro radicali fondazioni etiche sfidano il tempo, e che in infinite convergenze si affiancano a quelle (le parole cambiano il mondo) che hanno consentito a Franco Basaglia di cancellare la inaudita violenza dei manicomi italiani. Sono parole che ci dicono come non abbiamo il diritto di utilizzare ogni strumento terapeutico, le selvagge associazioni farmacologiche oggi dilaganti, se la loro azione indifferenziata non tiene conto della sofisticata complessità dei fenomeni psicopatologici. Ma altre considerazioni rinascono dalle taglienti riflessioni etiche di Kurt Schneider: quelle, ad esempio, che ci fanno considerare, in psichiatria, un errore tecnico proporre come strategia terapeutica permanente la cancellazione immediata e radicale dei sintomi psicopatologici; indipendentemente dal significato che i pazienti attribuiscano loro. Sì, i sintomi, dotati di un qualche profondo significato per i pazienti, non sempre dovrebbero essere eliminati; e, anche di questo, non dovremmo mai dimenticarci: lo richiede il rispetto della dignità dei pazienti.

La dignità recisa in psichiatria

La dignità umana, in psichiatria, non è stata solo sfregiata e lacerata dai dodici terribili anni di nazionalsocialismo tedesco, ma continua ad essere crudelmente ferita, oggi, in Italia; benché la legge di riforma della psichiatria, del 1978, consenta di fare la migliore delle psichiatrie possibili. Nel dirne ora qualcosa, so di dovere servirmi di parole molto dure, che non mi sono nemmeno consuete, ma *oportet ut scandala eveniant*: anche se sarà una voce che grida nel deserto, e che nessuno ascolterà. Ne va, in ogni caso, della fondazione etica della psichiatria, delle cose che mai si dovrebbero fare, e che invece abitualmente si fanno.

Non sarà un discorso facile, non sarà un discorso che si accompagni alla poesia, stregata compagna di strada della psichiatria, ma un discorso che ha a che fare con i problemi etici ai quali la psichiatria non può rimanere estranea quando, lasciando le sue affascinanti premesse teoriche, si confronti con la sua realtà pratica: con i suoi problemi, e con le sue diserzioni. Salvaguardare la dignità umana in chi conosca il dolore infinito della sofferenza psichica è un compito al quale anche una psichiatria fenomenologica, la più filosofica delle psichiatrie, non può venire meno.

Non si fa che parlare di etica in psichiatria, ma di rado ci si confronta con le questioni che rimettono in drastica discussione il senso del fare psichiatria, e che hanno a che fare, in particolare, con il grande e doloroso tema della contenzione: la forma ricorrente di violazione dei diritti umani in psichiatria. Nei miei lavori mi sono incontrato con questo tema, e nondimeno senza mai analizzarlo nella sua complessità e nella sua rovente attualità; ma il tema della dignità umana non mi consente ora di sfuggire alla riflessione su quella che sia la sua importanza etica in psichiatria.

Ma non è quanto mai banale discutere di contenzione nel contesto della psichiatria che si occupa dei grandi problemi dell'anima e del corpo, della speranza e della disperazione, della vita e della morte? Le cose non stanno così: nella contenzione è in gioco il problema della dignità umana dei pazienti, dei modi e degli strumenti con cui essa è rispettata, e interpretata nei suoi significati più profondi, o è invece aggredita e cancellata, nella convinzione che, dinanzi alla aggressività dei pazienti, non ci sia altro da fare se non contenerli. Il linguaggio è la casa dell'essere, come dice Martin Heidegger, il celebre filosofo tedesco, e allora dire che i pazienti sono contenuti non rivela fino in fondo quello che realmente avviene. L'essere contenuti a letto, magari per lunghi interminabili periodi, significa essere "legati" nella cancellazione di ogni possibile scheggia di libertà, e nella prigionia di una radicale solitudine sociale.

(Non posso non pensare con angoscia infinita, e non sono il solo a dirlo, a cosa potrei provare se finissi in un servizio di psichiatria in cui, fra le modalità di intervento, ci fosse la contenzione; ma, anche al di là di ogni virtuale esperienza personale, come è possibile non sapersi immedesimare nella vita interiore di chiunque si trovi ad essere contenuto? Come non pensare alla radicale violazione del principio di reciprocità che la contenzione trascina con sé: quello di non fare agli altri quello che non vorremmo fosse fatto a noi, e quello di non rendersi mai responsabili di sofferenze che, come quelle indotte dalla contenzione, possano essere evitate?)

Certo, la contenzione non costa nulla, non ha bisogno di assistenza, la si applica facilmente; ma il dolore e l'angoscia, la inibizione radicale del tempo e la perdita di ogni possibile relazione, sono in essa inenarrabili. Quando si sia stati contenuti, le ferite sanguinanti dell'anima e del corpo non si cicatrizzano più. Giungevano, a Novara, pazienti che si allontanavano da servizi di psichiatria nei quali si utilizzavano misure di contenzione, e ne dicevano la loro angoscia e la loro disperazione. Ma, al di là di quello che ogni paziente prova in queste condizioni di dignità sfregiata, non posso negare il mio stupore nel cuore quando mi trovavo in servizi di psichiatria che, in stanze livide e desolate, tenevano in contenzione donne e uomini, giovani e anziani: convitati di pietra immobilizzati in un tempo interiore senza futuro, e senza passato, divorati dalla infinitudine del dolore e della disperazione. Sono immagini mentali che lasciavano indifferenti gli psichiatri che ordinavano le contenzioni.

Come cambiano i modi di essere curati

L'essere curati in servizi di psichiatria aperti, o chiusi, contrassegnati dall'assenza, o dalla presenza, di strumenti di contenzione, non ha solo conseguenze radicalmente diverse in ordine al rispetto della dignità umana dei pazienti, ma anche conseguenze inconciliabilmente diverse in ordine ai modelli terapeutici. Nell'area di una psichiatria umana, e sensibile ai valori della sofferenza e della disperazione, della dignità e della libertà dei pazienti, le strategie farmacoterapeutiche non possono non accompagnarsi a quelle psicoterapeutiche e socioterapeutiche: in alleanze dotate di senso che consentano, fra l'altro, di ridurre le dosi dei farmaci. Nell'area di una psichiatria indifferente ai valori della interiorità, e incentrata univocamente sulla terapia farmacologica, è difficile sfuggire alla tentazione di utilizzare la contenzione senza farsi tante domande sulla sua significazione etica. Certo, in Italia, grazie alla radicale rifondazione umana dei modi di fare psichiatria, sono stati chiusi gli ospedali psichiatrici con le loro inumane modalità di assistenza; ma, nonostante questo, in molti servizi di psichiatria sopravvivono ancora modalità analoghe, e in particolare la contenzione.

(La contenzione nasce, lo vorrei ribadire, in un clima di indifferenza e di rassegnazione, che rende difficile ascoltare i pazienti, analizzarne le emozioni nascoste, salvaguardarne fino in fondo la dignità personale: così facilmente lacerata dalla paura e dalla angoscia, dalla distrazione e dalla impazienza, dalla sbrigatività e dalla perdita della speranza, che sono in chi cura.)

Forme di contenzione

Sono diverse le forme di contenzione che si possono distinguere in contenzione psicologica, quanto diffusa nelle relazioni interpersonali e quanto ignorata, in contenzione architettonica, emblematica quella carceraria, in contenzione farmacologica, quanto difficile da ammettere e da riconoscere, e infine in contenzione fisica, o meccanica, la più diffusa e la più crudele, la più dolorosa e la più insostenibile eticamente: quella che, dal profilo oggettivo (lo ha detto in una sua relazione [30] Marco Borghi, ordinario di diritto costituzionale alla Università di Friburgo), non è se non una forma di tortura in flagrante violazione dei fondamentali diritti umani. Ci sono livelli diversi nella contenzione fisica: non vorrei elencarne le terrificanti modalità, e solo dire che c'è chi considera contenzione anche tenere le sbarre al letto: cosa, questa, francamente esagerata, benché possa essere espressione di una iniziale indifferenza alle esigenze, o almeno ai desideri, di persone (quelle anziane soprattutto) che hanno disperato bisogno di ascolto, e di dialogo, in qualsiasi età e in qualsiasi condizione patologica.

Sì, costa fatica, molta fatica, rinunciare alla contenzione come possibile metodo di assistenza, e sostituirla con la presenza umana: con l'attenzione e la pazienza, con l'ascolto e il gesto di tenerezza, con lo sguardo e la luce dell'accoglienza interiore, con l'amore: parole indicibili, e nondimeno necessarie. La contenzione, questo modello così radicalmente inaccettabile di assistenza, frantuma ogni dimensione relazionale della cura; facendo ulteriormente soffrire esistenze lacerate dal dolore dell'anima e dal male di vivere, e ancora di più dalla angoscia e dalla tristezza, dalla estraneazione e dalla corrosione anancastica, dalla dissociazione psicotica e dalla frantumazione maniacale. Forme di vita psicopatologica che sono possibilità umane nelle quali siamo tutti imbarcati: non ci sono classi sociali che le siano estranee, e le ferite alla dignità personale le rendono ancora più dolorose. Non ci si può insomma non confrontare con il problema così arido, e così dissonante, della contenzione se vogliamo riflettere sulle dissolvenze della dignità umana in psichiatria; nella consapevolezza che ci sono degenze ospedaliere nelle quali la sofferenza umana dei pazienti è curata senza incidere sulla loro dignità e sulla loro libertà; e ce ne sono altre nelle quali questo non avviene, e non si sa fare altro se non ricorrere, quando è più alto e silenzioso il grido di aiuto, alle diverse forme di contenzione.

Sono cose fragili e impalpabili, queste, e che richiedono attenzione e passione della interiorità nel confrontarsi con le lancinanti esperienze di angoscia e di dolore che si incendiano quando la contenzione scenda come ghigliottina sulla vita psichica, così ricolma di sensibilità e di insicurezza, di nostalgia della vita e della morte, dei pazienti che si rivivono crudelmente come oggetti: come alter ego privati di dignità e di libertà. Cose che non dovremmo mai dimenticare nel fare una psichiatria gentile e umana.

Le esperienze maniacali, e la contenzione

Cosa argina, cosa frena, cosa fa rinascere senza fine, l'aggressività dei pazienti, e come confrontarsi con essi senza ricorrere a contenzioni, e senza lederne la dignità? Quando talora accadeva che si dovessero tenere chiuse le porte del servizio di psichiatria di Novara, la climax relazionale e ambientale si faceva immediatamente tesa e incandescente, antiterapeutica, e i pazienti si agitavano sempre di più. Le porte aperte sono (così) una radicale premessa alla prevenzione delle modalità aggressive dei pazienti, e di queste vorrei ora dire qualcosa in ordine al problema di salvaguardare sempre la loro dignità anche in queste situazioni cliniche.

Cosa avviene (in particolare) nel mondo maniacale, nel mondo in cui le emozioni si incendiano, e si esasperano, stratificandosi in una gioia panica, in una gioia deformata e gelida, che non conosce limiti, e, sconfinando in forme di frantumazione del tempo vissuto, conduce alla sola sopravvivenza del tempo presente che perde ogni sua relazione con il passato e con il futuro, e che rende impossibile vivere il tempo nella sua agostiniana unificante circolarità di presente, passato e futuro? Così, pretendere che un paziente maniacale abbia a rispettare la nostra concezione del tempo significa entrare in collisione con il suo mondo umano, con il suo mondo psicopatologico, e non di rado trascinarlo alla soglia della aggressività. Non ha senso chiedere ad un paziente maniacale di avere pazienza, di avere fiducia in un domani che gli consentirà di guarire, perché sono stati d'animo che hanno bisogno di futuro per essere compresi, e vissuti, ed egli non ha la percezione del futuro: vivendo in un presente destorificato. (Mi augurerei che non siano troppo difficili le cose che sto scrivendo, e nondimeno sono indispensabili alla comprensione di quello che avviene nella vita interiore maniacale.) Un paziente maniacale, ancora, rivive il suo corpo nel suo anelito ad un contatto interpersonale, e se non si accetta (ad esempio) di dargli la mano, egli si sente rifiutato, e si dilata la sua aggressività, che finisce non di rado nelle maglie crudeli della contenzione.

Nulla si comprende di una esperienza maniacale, e delle necessarie modalità terapeutiche, se non si tengano presenti le metamorfosi del tempo vissuto; ma anche quelle dello spazio vissuto che si modifica radicalmente: inducendo quella che potremmo definire una "fame" di spazio: una disperata esigenza di vivere in contesti spaziali amplissimi. Ogni restringimento spaziale è rivissuto come soffocazione, e come oppressione, che causano una dilagante aggressività nei confronti di chi non sappia coglierne le ragioni interiori, e non sappia adattarsi alle attese dei pazienti. Di conseguenza, l'essere curati in servizi ospedalieri con porte chiuse desta in loro una insostenibile sensazione di oppressione, e alimenta aggressività, e rifiuto delle cure; e allora come meravigliarsi se il ricorrere alla contenzione, cosa che avviene di frequente dinanzi a mondi psicotici così complessi, non fa se non ledere la dignità umana dei pazienti, e accrescerne la disperazione, e la aggressività?

Le strategie di cura, al di là di quelle farmacologiche ovviamente necessarie, non possono non essere ancorate alla conoscenza fenomenologica delle metamorfosi spaziali e temporali che nella esperienza maniacale di vita si manifestano con una emblematica pregnanza.

Le esperienze schizofreniche, e la contenzione

L'aggressività, la possibile aggressività, fa parte (anche) di una esperienza psicotica come è quella schizofrenica; ed è una aggressività imprevedibile e incalcolabile: da un momento all'altro rinascono improvvise oscillazioni da una calma quasi irreale ad una concitazione febbrile, e talora altamente distruttiva, esasperata quando i pazienti avvertano angoscia e paura, diffidenza e insicurezza, nelle persone che sono loro accanto. La tesi della psichiatria clinica di un tempo, che attribuiva alla schizofrenia l'assenza di emozioni, e la chiusura autistica all'ambiente e alle relazioni interpersonali, non è più accettabile; e l'aggressività, questa inquietante forma di vita, è condizionata dalle inadeguate relazioni interpersonali da parte di chi cura. A queste si deve se ci sono pazienti che si confidano con alcuni medici, e alcuni infermieri, manifestando le loro esperienze vissute, le loro angosce e le loro esperienze di fine del mondo, la loro tristezza e le loro esperienze di estraneità; e se ci sono pazienti che con altri medici, e con altri infermieri, si fanno silenziosi e incapaci di ogni comunicazione. Ci sono pazienti che delirano con alcuni medici, e non delirano con altri; ci sono pazienti che aggrediscono alcuni medici e alcuni infermieri, sempre gli stessi, e non ne aggrediscono mai altri; e ci sono pazienti che da alcuni medici si lasciano dare i farmaci, e non da altri. Insomma, anche nelle enigmatiche esperienze schizofreniche, le relazioni interpersonali hanno una importanza decisiva nel fare nascere, o nell'evitare, modalità comportamentali aggressive; ma quello, che le contrassegna tutte, è il ricordo indelebile delle alte maree di angoscia e di sofferenza rivissute nel corso delle crisi.

Ora, come confrontarsi con questi accesi fenomeni di aggressività schizofrenica? Ancora una volta: ascoltare i pazienti, farli vivere in ambienti il più possibile umanamente accoglienti, arginare ansie e paure, impazienze e indifferenze, somministrare in un contesto di fiducia farmaci antipsicotici e ansiolitici; e, soprattutto, rimanere accanto ai pazienti, e assisterli nel cammino della loro vita quotidiana; entrando con loro in una relazione non gelidamente tecnica ma umana. La fondazione etica della psichiatria, e il rispetto assoluto della dignità dei pazienti, non possono non esigere modelli psicoterapeutici e socioterapeutici di cura, e nondimeno, vorrei ripeterlo, ancora oggi in molti luoghi la risposta alla aggressività psicotica, a quella schizofrenica in particolare, non è se non la contenzione che, con il conseguente isolamento sociale, ne accresce drasticamente l'angoscia e la disperazione.

Mete ideali

L'aggressività psicotica si costituisce come un fenomeno stratificato e complesso, e non è possibile conoscerne fino in fondo i modelli di insorgenza e di evoluzione se non si ricercano le sue fondazioni relazionali. L'aggressività psicotica è la situazione clinica che più frequentemente induce a contenere i pazienti; ma vorrei ricordare quello che avviene nelle case di riposo nelle quali si ricorre alla contenzione di persone anziane anche solo perché si agitano, o chiedono aiuto: lamentandosi. Ma sia l'aggressività dei pazienti psicotici sia l'agitazione delle persone anziane sono causate non di rado dalla nostra incapacità di entrare in relazione con i loro modi di essere, e di comportarsi. Il radicale impegno etico non può se non essere quello di resistere alla tentazione di ricorrere alla contenzione (quando si dice di volerla applicare solo in casi eccezionali, si finisce fatalmente con l'estenderla senza limiti) come ad una misura tecnica che consenta di arginare condizioni cliniche di aggressività. Non è così, ma anche se fosse così, la contenzione è causa di ferite inemendabili alla dignità e ai diritti umani delle persone.

La psichiatria, la psicoterapia, l'educazione, l'insegnamento, sono discipline impossibili se non vivono in noi mete ideali che nutrano la nostra sensibilità e la nostra grazia, la nostra intuizione e la nostra solidarietà, la nostra immaginazione e la nostra speranza; e, nel contesto di queste discipline, alla psichiatria sono ancora più necessarie queste umane qualità: dovendosi occupare di persone fragili e deboli, angosciate e disperate, talora dimenticate ed emarginate, devastate dai pregiudizi, e nondimeno desiderose di incontrare gentilezza d'animo e sensibilità, accoglienza e rispetto, umanità, che una psichiatria aperta alla speranza è capace di donare.

Così, dalla riflessione su di una realtà apparentemente insignificante, come è quella della contenzione, sgorgano infinite sorgenti di riflessione sulla fragilità e sulla vulnerabilità della dignità che rischia continuamente di essere sfregiata, in psichiatria, anche in quelle che ne sono le sue abituali e quotidiane incombenze cliniche.

3. La malattia è il nostro destino

La psichiatria, e anche la medicina, hanno a che fare con tematiche non solo scientifiche, ma radicalmente umane, come sono quelle della dimensione interiore del dolore e della malattia, della soggettività e della intersoggettività, della fragilità e del rispetto, della dignità come categoria etica ed esistenziale, della donazione di senso del dolore e della malattia; e la filosofia e la grande letteratura aiutano la psichiatria e la medicina, i medici e gli psichiatri, a meditare sul loro compito, sui loro modi di essere e di comportarsi, sulle loro parole talora incapaci di creare relazioni dotate di senso, e sul loro consegnarsi ad una dilagante ideologia della tecnica: incurante dell'anima di chi cura, e di chi è curato. La filosofia e la letteratura ci soccorrono nel difendere il fragile cammino della dignità umana così esposta al pericolo nella malattia, e almeno talora nei modi in cui la si vuole curare.

Nello svolgimento di questo capitolo vorrei prima indicare quale sia il compito del medico, e quali i modi con cui nella pratica clinica si viene meno a questo compito: ancorandomi a quelle che ne sono state alcune emblematiche descrizioni in testi filosofici e letterari. A questa prima parte se ne aggiunge una seconda nella quale si discute della significazione umana della malattia e del dolore, e delle loro fondazioni di senso, negli orizzonti di un discorso che abbia a che fare con le ombre e con la grazia, con la ricerca, e con la salvaguardia, della dignità in ogni condizione umana di malattia, e di cura. La ultima parte si confronta con la testimonianza umana e poetica di Rainer Maria Rilke: quando è stato divorato dalla fiamma divampante della malattia mortale, e del dolore.

Il compito del medico

Nel delineare quello che dovrebbe essere il compito del medico, Romano Guardini [67] dice cose di immediata e radicale comprensione che nascono dalla sua cultura filosofica e teologica, e che disegnano grandi orizzonti di riflessione. Il compito del medico non è difficile da definire, nel senso che egli deve aiutare i malati a tornare sani, deve essere dotato della necessaria preparazione, ed essere ovviamente in grado di fare una diagnosi attendibile, e di riconoscere le cause della malattia. Non è possibile fare il medico senza una continua riflessione sui modi con cui si svolga il suo compito: indirizzato a difendere fino in fondo la dignità umana dei pazienti. Ma ci sono premesse etiche alle quali è necessario attenersi. "Vediamo come si profili qui un compito non soltanto scientifico, ma anche etico: vale a dire, quello di considerare la malattia come un processo di vita, e di assumercene personalmente la responsabilità. Il malato, infatti, vive; e in quanto malato vive in una condizione di particolare tonalità, poiché si trova nello stato di chi è in pericolo. Per questa ragione il malato dimostra una speciale fiducia nel medico – e questi medesimo deve esigerla, poiché senza di essa egli non può adempiere al proprio compito"; e ancora: "Il medico non è semplicemente un uomo capace di qualche prestazione, come un tecnico o uno studioso – benché naturalmente anche nel caso d'essi intervenga un tipo di fiducia, cioè quello nella loro coscienziosità e competenza. Nel caso del medico, la fiducia assume però un carattere particolare, perché il malato ha bisogno di aiuto e si rimette nelle sue mani; e perché la fiducia è uno degli importanti fattori che mettono in movimento il processo della guarigione".

Sì, sono parole profonde che ci dicono come non ci sia una pratica medica pienamente umana, e degna del dolore, e dell'angoscia, di chi viva la malattia nella sua anima, e nel suo corpo, se non nel contesto di una relazione di fiducia fra medico e paziente.

Il dialogo difficile

Alle fondazioni etiche dell'agire medico ha dedicato pagine non meno significative Hans-Georg Gadamer [57] che, nei suoi testi, si è occupato di una filosofia aperta all'umano, e radicata nelle infinite tematiche del mondo della vita, anche quando abbiano a che fare con il ruolo e il significato del medico nella società di oggi. "Il medico di famiglia, che un tempo era quasi parte del nucleo familiare, non esiste più, e il cosiddetto orario di visita in ambulatorio non è certo favorevole al dialogo. Infatti, nel suo studio, il medico non è libero, ad esempio è già impegnato in un'importante discussione con un altro paziente che necessita di cure. Il malato dal canto suo è assorbito dall'attesa opprimente, se non dalla gravosa atmosfera dell'intera sala d'aspetto." Le cose si complicano ancora di più quando si sia accolti in ospedale: "La vicinanza tra medico e paziente è divenuta quindi molto problematica, soprattutto quando si entra in un moderno ospedale. Già la procedura iniziale qui è davvero sorprendente: al momento dell'accettazione si perde il proprio vero nome e si riceve un numero, per esempio il 57, con il quale si viene chiamati all'interno dell'ospedale. Si tratta forse di esigenze della sanità moderna che io non voglio affatto criticare, non ne ho la competenza. Comunque, ci rende consapevoli di come sia difficile, sia per il medico, sia per il paziente, instaurare un dialogo che dia inizio alla cura ed accompagni la guarigione".

Sono cose, queste, che il grande filosofo tedesco ha scritto in un libro dedicato ai problemi della salute e della malattia, e agli orizzonti di senso di una filosofia della medicina che non abbia paura di contestare le modalità con cui un medico tende talora ad incontrare i propri pazienti; seguendo modelli di comportamento che non rispettano fino in fondo la loro dignità e la loro libertà interiore. Sono riflessioni molto belle, con le quali non è possibile non concordare, e che rinascono dalla perduta nostalgia dei modi con cui, un tempo, si svolgevano i colloqui, e gli esami clinici, con i malati. La vertiginosa evoluzione tecnica dei metodi di diagnosi e di cura rende oggi molto difficile, e forse impossibile, sognare il ritorno ad una rinnovata umanizzazione della medicina; ma le parole del filosofo tedesco, di così radicale fondazione etica, ci dovrebbero in ogni caso indurre a ripensare senza fine al dolore, e alla dignità ferita, che possano scaturire dagli attuali modelli di cura, in medicina e in psichiatria, così lontani da quelli di un tempo perduto.

La dignità recuperata

Sulla scia di quello che hanno scritto Romano Guardini e Gadamer, vorrei dire che la personalità del medico, l'attitudine ad entrare in comunicazione con il malato, la sensibilità nel cogliere il senso della sofferenza e nel sentirla vicina, il rispetto della dignità in ogni condizione di vita, la disponibilità ad ascoltare non solo le parole ma il silenzio, e l'angoscia del malato, sono premesse di radicale importanza alla ricostruzione della storia della sua vita, ancora più importanti che non la storia clinica, e in fondo alla formulazione della diagnosi. In ogni caso, la dignità del malato esige che il medico lo incontri, lo saluti, lo guardi con gli occhi del cuore, gli dia la mano (quanti modi, terapeutici e antiterapeutici, ci sono nel dare la mano), gli chieda di raccontare la storia della sua malattia, lo visiti nel rispetto del pudore (le cose bellissime scritte [127] su questo tema da Monique Selz), e gli illustri le indicazioni cliniche e terapeutiche. Ma, lo dice ancora Romano Guardini, altre radicali qualità umane sarebbero necessarie al medico: la coscienza della responsabilità dinanzi alla vita del malato, l'acutezza vigile dell'attenzione, la trasparenza della dedizione personale, la forza di concentrazione, l'impegno ad una continua e aggiornata formazione scientifica, lo slancio ad analizzarsi e ad immedesimarsi nella vita interiore del malato, la prudenza nel dire le cose che riguardano la natura e il decorso della malattia. Non è ovviamente possibile avere tutte queste qualità che dovrebbero nondimeno essere presenti al medico come mete ideali che gli consentano di non ricadere nella superficialità, nella distrazione e nella stanchezza, nella leggerezza e nella impulsività, nella impazienza e nella perdita di speranza, che feriscono la dignità, così fragile e così friabile, dei malati.

Ci sono celebri pagine letterarie nelle quali i modi di essere e di curare dei medici sono esposti, e sono descritti, ora nella loro comprensione umana, e ora nella loro ghiacciata indifferenza, e nella loro noncuranza, ai disturbi dei malati. Sono pagine che fanno risaltare con drastica evidenza, e con straordinaria pregnanza tematica, situazioni psicologiche e umane che non dovremmo mai dimenticare nei loro emblematici orizzonti di senso: così facilmente dimenticati, o rimossi, nella vita quotidiana. Sono situazioni che ora si avvicinano al compito del medico, così come è stato delineato da Romano Guardini, e ora se ne allontanano vertiginosamente; recidendo la dignità dei malati.

La malattia sconosciuta

Di un romanzo, che ogni volta rileggo con stupore nel cuore, e cioè di *Guerra e pace* [134], il romanzo più bello di Lev Tolstoj, vorrei ora ricordare le pagine stregate che egli dedica alla malattia di Nataša (questa figura indimenticabile nella sua grazia, nella sua delicatezza e nella sua tenerezza, nella sua gentilezza e nella sua dignità, che le ombre della malattia non scalfivano) e alle ambivalenze, e alle dissonanze, nei modi di essere dei medici che la curavano. Sono modi di essere che non corrispondono al compito, ai doveri, del medico, e che appartengono ad un lontanissimo passato, ma che non sono, forse, nemmeno oggi del tutto estranei ad una pratica medica non consapevole fino in fondo delle soggettività ferite dei pazienti.

Quale è la malattia di Nataša? "La malattia di Nataša era talmente seria che, per fortuna sua e dei genitori, il pensiero di tutto quello che era stato causa della sua malattia – la sua condotta e la rottura col fidanzato – passò in seconda linea. Era così ammalata che era impossibile pensare quanta parte di colpa ella avesse in tutto l'accaduto, mentre non mangiava, non dormiva, smagriva notevolmente, tossiva e, come facevano capire i dottori, era in pericolo. Bisognava soltanto pensare ai modi di curarla." Cosa fanno allora i medici che la curavano? "I medici venivano da Nataša, soli o in consulto, parlavano a lungo in francese, in tedesco e in latino, si criticavano l'un l'altro, prescrivevano i rimedi più diversi per tutte le malattie che conoscevano; ma neppure ad uno di loro veniva in mente la semplice idea che la malattia di cui soffriva Nataša non poteva esser loro nota, come non può esser nota nessuna delle malattie da cui è colpito ogni uomo vivo; ogni uomo vivo infatti ha le sue particolarità e ha sempre una malattia speciale e sua propria, nuova, complicata, sconosciuta alla medicina: non una malattia dei polmoni, del fegato, della pelle, del cuore, dei nervi o simili, descritta nei trattati di medicina, ma una malattia che consiste in una speciale combinazione di questi organi."

Ogni malattia, e non solo quella psichica, ha una sua propria forma, e una sua propria modalità di espressione, che cambiano in relazione alle esperienze di vita, agli stati d'animo, e alle emozioni, che nascano in noi; ma come mai l'idea, che ci possano essere malattie così complesse nella loro genesi, non veniva mai in mente ai medici che curavano Nataša? "Questa semplice idea non poteva venire in mente ai dottori (come non può venire in mente ad uno stregone l'idea che non può fare stregonerie), poiché tutta l'occupazione della loro vita consisteva nel curare, poiché per questo ricevevano del denaro, e poiché in quell'occupazione avevano speso gli anni migliori della loro vita." Ancora oggi talora è così, ma c'erano altri motivi a non consentire ai medici di avere questa idea. "Ma soprattutto questa idea non poteva venire in mente ai dottori perché essi credevano di giovare indubbiamente, e difatti giovavano, a tutti della famiglia Rostòv. Giovavano non perché obbligassero l'ammalata a ingoiare delle sostanze per lo più nocive (questo male era poco sensibile perché quelle sostanze nocive erano date a piccole dosi), ma erano utili, necessari, indispensabili (motivo per cui ci sono e sempre ci saranno ciarlatani, indovini, medici omeopatici e allopatici) perché soddisfacevano un bisogno morale della malata e delle persone che volevano bene alla malata. Soddisfacevano quell'eterno bisogno umano di sperare in un sollievo, quel bisogno di simpatia e di azione che prova l'uomo quando soffre." Ma cosa mai avrebbero potuto fare i genitori e Sonia se non ci fossero state le pastiglie, le bevande e i particolari della vita, che i medici prescrivevano, e dei quali si dovevano occupare con loro grande soddisfazione? La madre, in particolare, non avrebbe avuto nulla da fare se non avesse ogni tanto potuto bisticciare con Nataša malata, e questa a sua volta non sarebbe stata così contenta se non avesse visto quanti sacrifici si facevano per lei, e se non avesse dovuto prendere le medicine alle ore fissate. Il dolore incominciava a non pesare più sul cuore di Nataša, e la malattia si avviava a mano a mano alla guarigione.

Sono pagine bellissime che ci dicono come una malattia dell'anima possa divenire una malattia del corpo, e come i medici, anche quando non sappiano riconoscere le cause della malattia, possano essere ugualmente utili sia ai pazienti sia ai loro familiari. Sono pagine scandite da una grande leggerezza e da una tenera ironia, da una sensibilità psicologica e da una fantasia creatrice, che si convertono in una leggiadra rappresentazione di una pratica medica talora non del tutto scomparsa nemmeno oggi. Sono pagine che, in ogni caso, rinascono dalla geniale intuizione della natura inconscia di alcune malattie. Rileggendo senza fine l'immortale romanzo di Lev Tolstoj, la vita si dispiega dinanzi a noi nei suoi sconfinati orizzonti: nella sua gioia e nei suoi dolori, nelle sue attese e nelle sue speranze, nelle sue sconfitte e nelle sue vittorie, nella sua salute e nelle sue malattie.

La malattia mortale

Nel suo primo grande romanzo, *I Buddenbrook* [97], Thomas Mann si è confrontato con la malattia, con la natura della malattia, e con la esperienza interiore che di essa si ha, o almeno si possa avere. Siamo agli inizi del secolo scorso, e stupefacente è la capacità di Thomas Mann di entrare nelle enigmatiche e oscure correlazioni fra anima e corpo: nell'area di una malattia allora così frequente come era il tifo. Un adolescente, Hanno Buddenbrook, l'ultimo discendente di una grande famiglia borghese di Lubecca, si ammala di tifo, e il medico, che lo cura, è subito in grado di identificare la malattia, e la comparsa delle macchioline rosse sul petto, e sul ventre, ne confermerà la diagnosi. Non ha dubbi sulle misure da prendere, e sui rimedi da applicare; benché non sappia se i rimedi abbiano, o non abbiano, senso. "Egli non sa se la malattia che ha chiamato 'tifo' sia in questo caso un infortunio poco grave in sé, la spiacevole conseguenza di un'infezione che forse si sarebbe potuto evitare, che a ogni modo si combatte efficacemente coi mezzi della scienza... o se non sia semplicemente una forma di disfacimento, la veste stessa della morte, che avrebbe potuto apparire anche sotto altra maschera, e contro la quale non c'è rimedio che tenga." La malattia come immagine, come presentimento, della morte, e Thomas Mann ridiscende negli abissi degli insondabili intrecci fra malattia e desiderio di morire, fra malattia e rinuncia alla volontà di vivere; e si addentra nel cuore del malato: dell'adolescente rapito dalla malattia mortale. "Se allora torna a zampillare in lui il senso di aver vilmente trascurato i suoi doveri, un senso di vergogna, di rinnovata energia, di coraggio e di gioia, di amore e di attaccamento a quella baraonda varia, brutale e grottesca che s'è lasciato alle spalle, per quanto lontano possa essersi spinto su quelle strade afose ed ignote, egli tornerà indietro e vivrà. Ma se invece sussulterà di paura e di ribrezzo all'appello della vita, se quel ricordo, quella voce allegra e provocante farà ch'egli scuota il capo e protenda dietro a sé la mano in un gesto di ripulsa, e si getti innanzi fuggendo sulla via di scampo che gli si è dischiusa... allora, è chiaro, allora morrà."

Cosa avviene nella nostra vita quando la malattia scende in noi crudele e incomprensibile? La sentiamo agire aggressiva e indomabile nel nostro corpo, e nella nostra anima, rinunciando a resistere alla sua influenza, o invece ricorrendo alle risorse interiori che, silenziose e ostinate, sono in noi, e che, alleandosi alle terapie farmacologiche, ci aiutano a resistere, e a vivere? In queste cruciali domande si rispecchia la grande tesi psicosomatica del tempo di Thomas Mann: quella che ci sono malattie, che non sarebbero mortali, se noi desiderassimo vivere, e se in noi non morisse la speranza. Non sono cose dimostrabili, ma il vivere e il morire sono intrecciati l'uno all'altro; e talora si muore quando non c'è più il desiderio di vivere, e talora non si muore quando ci sia il desiderio di vivere: questo, forse, è possibile immaginarlo.

La critica radicale

La rappresentazione, che Thomas Bernhard (grande e tormentato scrittore austriaco del secolo scorso) fa in un suo bellissimo romanzo [17], del modo di agire di alcuni medici è crudele e spietata; cogliendosi nel suo discorso, con aspetti francamente esasperati e deformati, la critica radicale di ogni operare medico che si esaurisca nella gelida applicazione della tecnica.

Nel romanzo si parla di un chirurgo che alle prodigiose qualità tecniche non associava alcuna qualità psicologica, e umana. "Quando vedevo il professor Salzer che puntava diritto, senza guardare né a destra né a sinistra, verso la sala operatoria, non potevo fare a meno di pensare che il mio amico Paul parlava continuamente di questo suo zio definendolo ora un genio ora un assassino, e guardando il professore che entrava nella sala operatoria oppure ne usciva, ecco, sta entrando un genio oppure un assassino, pensavo, ecco, sta uscendo un assassino oppure un genio." Il modo di scrivere dello scrittore austriaco è sempre complesso e ossessivamente ripetitivo, ma questo lo rende affascinante. "Ma tant'è. Il professor Salzer, che è stato in effetti una celebrità mondiale e inoltre zio del mio amico Paul, proprio per questo non ha avuto il permesso di operarmi, *perché* il fascino che esercitava su di me era mostruoso e perché la sua incomparabile, mondiale celebrità nient'altro mi aveva messo addosso se non un inguaribile spavento, ragione per cui, tenendo conto altresì che di ciò che avevo *sentito* dire dal mio amico Paul a proposito di suo zio, il professor Salzer, alla fine avevo optato per il piccolo, insignificante primario del Waldviertel e non per il luminare del primo distretto." Nella figura del celebre chirurgo si rispecchia un'arte medica, arida e spavalda, prigioniera di una agghiacciante alterigia, che temo non sia del tutto scomparsa: benché attenuata, o mascherata. "Una volta la settimana compariva nel Padiglione Hermann il celebre professor Salzer, il luminare per eccellenza nel campo della chirurgia polmonare, sempre in guanti bianchi e con un'andatura che incuteva un immenso rispetto, accompagnato fin dentro alla sala operatoria, lui così alto ed elegante, da un nugolo di suore che gli frullavano intorno in un silenzio quasi perfetto."

Le cose, che Thomas Bernhard dice dei modi in cui si moriva nell'ospedale, dove lavorava il professor Salzer, sono ancora più sconvolgenti, e si leggono con angoscia. "Nel Padiglione Hermann i pazienti morivano senza dare nell'occhio, senza un grido, senza un'invocazione di aiuto, la maggior parte delle volte senza fare rumore. Di primo mattino si vedeva in corridoio il loro letto vuoto che subito veniva ricoperto con lenzuola fresche per il prossimo paziente. Le infermiere sorridevano quando noi passavamo accanto a loro, il nostro sapere non le turbava affatto."

Il discorso di Thomas Bernhard si conclude invece con una nostalgica rievocazione della condizione umana ferita dalla malattia, e dalla solitudine che si accompagna alla malattia. "I malati non capiscono i sani come, viceversa, i sani non capiscono i malati, e molto spesso nasce tra sani e malati un conflitto mortale che il malato in definitiva non riesce ad affrontare, come del resto il sano, al quale è accaduto più volte di ammalarsi proprio in conseguenza di un simile conflitto." La solitudine fa parte della condizione umana, e di quella malata in particolare. "Il malato in effetti è sempre un uomo solo e l'aiuto che gli viene concesso dall'esterno si rivela quasi sempre, questo lo sappiamo bene, soltanto un impedimento o soltanto un disturbo. L'aiuto di cui il malato ha bisogno è qualcosa di veramente impalpabile, che i sani però non sono in grado di offrirgli." Questo doloroso richiamarsi alla solitudine del malato restituisce alle pagine del romanzo una intonazione molto umana; contrapponendosi alle pagine così giustamente contestatrici dei modi di operare del professor Salzer: prigioniero di una tecnica arida e desertica nella quale naufragava ogni umana partecipazione al destino di vita e di morte dei malati.

Questo romanzo, anche se così aspro e così crudele, fa nondimeno riemergere, dilatata e deformata, una modalità di pratica chirurgica incapace di rispettare la libertà e la dignità della malattia, e del dolore che è in essa.

La donazione di senso del dolore

Ora vorrei confrontarmi con le fondazioni esistenziali del dolore, del dolore che è malattia, e della malattia che è dolore, considerandolo nella sua significazione umana e nella sua donazione di senso. Nelle pagine precedenti mi sono confrontato con la esperienza interiore della malattia, con i modi con cui la malattia possa essere rivissuta interiormente, e come i medici possano andare incontro alla malattia, e ai pazienti che la soffrano con angoscia e con disperazione, in modi che li aiutino a sperare, e cioè a vivere, o che non riescano a farlo; ma a questo punto vorrei chiedermi ancora cosa sia il dolore, quale sia la sua connotazione ontologica, e cioè in quale misura il dolore sia una condizione di vita mai estranea all'uomo: a ciascuno di noi. Cosa è questo dolore che ha tanta parte nella malattia? Come definirne la dignità? Ma il dolore è una esperienza dotata di senso? Certo, il centro del dolore resta il paziente al quale bisogna accostarsi con grande sensibilità, e con grande gentilezza d'animo; ed è necessario che egli conosca i diversi aspetti della terapia perché solo così gli è possibile collaborare al suo svolgimento. Alla guarigione dal dolore non è estranea, la partecipazione del paziente che non è mai un oggetto inanimato ma un soggetto con la sua storia, e con la sua disposizione ad una crescita morale che prenda slancio dal dolore dal quale è sommerso. Solo il paziente consapevole sarà motivato nei confronti della terapia, e sarà incline ad accettare le azioni dei farmaci nella loro complessa ragione d'essere. Il dolore ci conduce ad una situazione-limite nella quale la vita ci viene incontro nella sua vulnerabilità, e nella sua precarietà; ma è possibile considerare il dolore come uno degli elementi che consenta alla esistenza di realizzarsi fino in fondo, e di chiarirsi nella sua fondazione esitenziale? Questo è il pensiero di Gadamer [58] quando dice che il dolore lascia intuire la vera dimensione della vita: ne fa riemergere la situazione emotiva originaria: quella dell'angoscia, della malattia e della morte, inducendoci ad accoglierle, e a riconoscerle, come l'onore ontologico dell'uomo secondo la splendida espressione di Romano Guardini.

Noi tutti, in ogni caso, dovremmo saperci raccogliere con dignità e con compassione al letto di chi sia lacerato dal dolore, e dalla malattia, e noi tutti, nella luce chiara della nostra vita, anche quando essa non conosca il dolore, dovremmo sapere che l'uomo nella oscurità del suo dolore rivive in se stesso una nuova dimensione della realtà. Ma sono cose, queste, che ci è possibile conoscere fino in fondo solo se non ci sia estranea la sofferenza: essa ci unisce a chi sta male. Come ha scritto Eugène Minkowski [102], questo psichiatra di radicale formazione fenomenologica che ha scritto pagine straordinarie sul tempo vissuto, la sofferenza passa ma non passa mai l'avere sofferto: questa scoperta non si dimentica più, ed è come brace ardente che non si spegne, e anzi come coda di cometa che continua ad illuminare il cammino della nostra vita: rendendola aperta alla comprensione del proprio dolore, e del dolore altrui.

Cosa sa fare il medico?

Cosa sa fare il medico dinanzi al dolore: al dolore fisico, e al dolore dell'anima? Il medico non può non interessarsi alla esperienza del dolore, essendo chiamato a guarirlo, e il dolore è un sintomo di radicale importanza nella conoscenza della malattia: solo il medico conosce così da vicino la sofferenza. Nel dolore non siamo davanti ad un semplice problema ma ad un mistero talora insondabile, e le parole non sempre riescono a spiegarlo, ed è meglio allora tacere: lasciando al silenzio ogni nostra umana testimonianza. Ma il dolore si rivela al medico come cosa completamente senza senso, o come cosa che abbia un senso sia pure nascosto? Ciascuno di noi è chiamato a scegliere fra l'una e l'altra tesi: la tesi di René Leriche, che nel dolore non vede se non una esperienza radicalmente inutile: "*maladie douleur, toujours inutile*"; e la tesi di Frederik Jacobus Johannes Buytendijk (sono stati due celebri neurofisiologi, francese il primo, e olandese il secondo) che considera il dolore come una esperienza dotata di senso nel suo richiamarci alla nostra infinita fragilità. Il dolore, in ogni caso, non mette fine alla vita personale, e il medico non può non sentirsi chiamato ad aiutare l'uomo, che ne soffre, anche nei casi in cui questo aiuto possa non essere determinante al fine della cura. Ma anche di fronte ad un malato inguaribile, non lontano dalla morte, come di fronte ad un malato ferito e disorientato dal dolore, il medico ha ancora una sua missione da compiere: aiutare il malato a trovare una risposta personale al dolore che gli consenta una ultima possibilità di realizzazione. La risposta al dolore non può non essere diversa: l'abbandono alla rassegnazione che giunge fino alla apatia, la ribellione che si fa grido e pianto, la accettazione coraggiosa del dolore come segno del suo profondo legame con la fragilità della vita, e la speranza contro ogni speranza.

La malattia dolore, cambia il nostro modo di essere e di sentire, e dopo la malattia non siamo più gli stessi. Cambiamo noi, e cambia il mondo in cui siamo immersi; e allora, quando abbiamo a che fare con la malattia e con il dolore di una persona, se non vogliamo perdere i contatti umani ed emozionali con lei, non dobbiamo dimenticare mai le metamorfosi esistenziali che alla malattia e al dolore si accompagnano. Malattia e dolore, del resto, talora si intrecciano l'una all'altro, e talora si separano lentamente, o improvvisamente; ma il dolore non può non essere compagno visibile e invisibile di ogni malattia. Si sopportano meglio le malattie che non siano accompagnate da dolore, e che nondimeno possono essere ancora più enigmatiche e insondabili di quelle che ne siano invece accompagnate. Il dolore del corpo non è il dolore dell'anima che è ancora più strettamente, e frequentemente, associato alla malattia: alla malattia psichica ma anche alla malattia fisica.

Sono problemi vertiginosi nella loro complessità che si chiariscono nella misura in cui la grazia allontani in noi le ombre della indifferenza e della noncuranza, della freddezza emozionale e della tecnica, e ci apra alle ragioni del cuore che sanno cogliere l'indicibile e l'inesprimibile della vita.

Le ricerche di senso

Cosa sono "salute" e "malattia", in cosa l'una si distingue dall'altra, e come non violare la significazione esistenziale, e la dignità, della malattia? Sono significative le cose scritte, anche a questo riguardo [67], da Romano Guardini. "Si può affermare che l'uomo sano debba considerarsi senz'altro più valido di chi sano non è? Non abbiamo spesso l'impressione, davanti a gente che sta molto bene in salute, che siano persone non ben sviluppate sotto il profilo umano?"; e ancora: "Viceversa, non accade invece spesso che solo in una malattia vengono a galla una maggiore serietà della persona, una più schietta recettività per le esigenze morali, e in genere strati più profondi della vita nella sua interezza?". A queste domande, originali e radenti, se ne ricollegano altre: "E non si danno profondità dell'esperienza vissuta, affinamenti della sensibilità, gradi di maturità della nostra personalità, che vengono alla luce soltanto nella sofferenza, e che restano semplicemente preclusi all'individuo sano?".

(Ci sono qui gli echi della grande tesi eschilea, fatta propria da Simone Weil, che non ci sia conoscenza senza sofferenza, e che non si sia, di conseguenza, capaci di arginare e di curare la sofferenza se non la si conosca nella propria vita, nella propria anima, come dice anche Emily Dickinson in una delle sue bellissime poesie.)

Le domande si intrecciano vertiginosamente le une alle altre: testimoniando della dignità e della donazione di senso della malattia. "Chi dà maggiori prestazioni è il sano – o non è piuttosto colui che sperimenta in se stesso un qualche danno o una qualche sofferenza? La salute non induce di solito a ritenersi soddisfatti di se stessi? A prendere se stessi come la sostanza di tutta l'esistenza? Non è molto spesso l'inquietudine dello stato fisico-psichico ciò che stimola a attività più elevate? Gli uomini creativi – per non parlare dei geni veri e propri – non sono esseri la cui salute, corporea o spirituale, versa in condizioni di pericolo? Non costituisce, tale minaccia, lo spazio in cui crescono le grandi intuizioni, e in cui opere d'alto valore trovano realizzazione?"

Ovviamente, nel ribadire queste cose, Romano Guardini non intende se non recuperare i valori che si nascondono nella malattia; non dimenticando mai il dolore e l'angoscia, la inquietudine dell'anima e la disperazione, il timore e l'attesa della morte, che ad essa si accompagnano. Questa interpretazione della malattia fa riemergere la complessità e la significazione umana del compito del medico che deve sempre vedere nel malato una creatura umana in cammino verso la infinita maturazione del cuore, dello spirito, della persona, e alla ricerca della sua dignità, e del suo destino.

La tristezza è già nel sangue

Le cose, che su questo tema [60] ha scritto Aldo Giorgio Gargani (ha insegnato estetica alla Università di Pisa), ci immergono nel mistero della interiorità del medico, e della interiorità del malato: del senso profondo dell'essere-malati. Quello che la medicina deve realizzare, o almeno cercare di realizzare, egli scrive, è un diverso atteggiamento verso la malattia, e verso il paziente, al fine di ottenere che il paziente abbia un diverso atteggiamento verso la propria malattia. "Non si tratta di costruire edifici oratori che debbano redimere la malattia come tale o sermoni retorici edificanti e consolatori. Si tratta di trasmettere la consapevolezza che la malattia non è un mero incidente, ma è in ogni caso la via di una trasformazione, l'accesso ad un nuovo percorso interiore. Dunque la malattia come iniziazione ad un processo interiore, e non solo come vita non vissuta, avvilita, perduta, di cui si può solo morire."

(Certo, si rispecchia qui una delle grandi intuizioni di Rainer Maria Rilke: se ci fosse dato di vedere al di là del nostro sapere e della nostra vista, sopporteremmo meglio le nostre tristezze, sono momenti in cui qualcosa di estraneo e di nuovo è entrato in noi. Non sono solo queste le cose che egli scrive nelle lettere [122] indirizzate ad un giovane poeta. "Avete avuto tanti momenti di grande tristezza che ora sono passati. E voi dite che anche la loro dipartita fu per voi difficile e irritante. Ma, per cortesia, riflettete se quei momenti di grande tristezza non siano passati dentro di voi? Se molte cose dentro di voi non si siano trasformate, se da qualche parte, in qualche punto del vostro essere non siate cambiato quando eravate triste?" Non si esauriscono qui gli sfolgoranti pensieri rilkiani che vorrei non morissero mai nella nostra memoria: nemmeno quando le oscure penombre della malinconia scendano in noi. "Se ci fosse possibile vedere oltre il nostro sapere e un poco più in là dei bastioni del nostro presentimento, forse sopporteremmo le nostre tristezze con una fiducia maggiore di quella riservata alle nostre gioie. Poiché esse sono i momenti in cui penetra dentro di noi qualcosa di nuovo e sconosciuto." La tristezza poi passa, e il nuovo è giunto dentro di noi, è disceso nel nostro cuore, nella sua camera più interiore, e anche qui non esiste più: è già nel sangue. La tristezza, questa tristezza, è una indicibile umana esperienza che si accompagna ad ogni malattia, non solo psichica, ma somatica?)

Utopia, sogno di una palingenesi arcana e sconosciuta, di una rinascita che si accompagni ad un impensabile rinnovamento, è l'idea della malattia che si fa donatrice di senso? Non lo so ma questo è il pensiero di Gargani: "La malattia apparentemente svuota il paziente, ma il medico dovrebbe trasmettere a quest'ultimo la convinzione che quel momento fisso e vuoto, che è stabilito dalla malattia, è in realtà più vicino alla vita rispetto alla *sonorità degli eventi esterni* vistosi. Il medico, mentre cura il paziente, lo deve iniziare – attraverso una mediazione comunicativa appropriata – alla consapevolezza che quanto maggiore è la calma, la pazienza e l'apertura alla malattia e alla tristezza, tanto più profondamente entra in noi la novità e che quanto più la facciamo nostra, tanto più questa novità diventa il nostro *destino*".

La malattia è il nostro destino

Cosa è mai possibile intendere con questa magica parola: destino? Non potrei non citare ancora i pensieri di Gargani che sono di una straordinaria radicalità, e di una profonda originalità. "Destino significa non un decreto del fato, ma nondimeno una condizione di necessità, e più precisamente la necessità che *si compia e avvenga ciò che oramai da lungo tempo ci appartiene.* Destino non è il decreto di un fato esteriore, di una legge esterna, bensì la necessità interiore. Destino è una conformazione di senso che si è andata formando all'insaputa della nostra consapevolezza. Mentre si compie il destino, il mondo cambia; mentre noi cambiamo cambia anche il mondo perché noi siamo anche il mondo, e il mondo accade mentre noi accadiamo. Destino è ciò che esce dall'interiorità più riposta degli uomini, non qualcosa che entra in essi dal di fuori." Sono cascate di pensieri che talora si ripetono, e si avvolgono gli uni negli altri, ma che si fanno, così, ancora più pregnanti, e che ci aiutano in ogni caso nel riflettere sul senso e sulla dignità della malattia. "La malattia isola l'uomo. Lo rende solo. Noi diventiamo soli. Quando diventiamo soli noi diventiamo testimoni di una trasformazione profonda della nostra esistenza."

Da questo testo di Gargani sgorgano senza fine scansioni tematiche vertiginose che dimostrano ancora una volta come la filosofia sia capace di uno sguardo ampio e dialettico sulla malattia, sul dolore e sulla disperazione che le si accompagnano, integrando lo sguardo della medicina e della psichiatria. "Naturalmente il medico è esposto continuamente al fraintendimento del paziente; il quale crede erroneamente che il terapeuta viva senza sforzo, pena e fatica mentre somministra il suo conforto e trasmette messaggi di serenità. In realtà il paziente si renderà conto – se la comunicazione è riuscita – che il medico ha percorso per suo conto quantomeno lo stesso percorso di pene, sacrifici, fatiche e castighi, che costituiscono lo sfondo ermeneutico dal quale fa giungere la sua parola. Se non avesse preliminarmente attraversato la sofferenza, il medico non sarebbe in grado di parlargli e di rivolgergli quelle sue parole."

Sono parole, anche queste, che risuonano di quelle nella lettera di Rilke al giovane poeta, e che illustrano aspetti emozionali ed ermeneutici essenziali nel contrassegnare il non facile cammino di una reciproca creatrice comunicazione fra medico e paziente. (Le parole rilkiane sono queste: "E se debbo dirvi ancora una cosa, è questa: non crediate che colui che tenta di recarvi conforto viva senza fatica in mezzo alle parole semplici e quiete che, a volte vi fanno bene. La sua vita possiede molta fatica e tristezza e resta lontana, molto lontana, dietro a loro. Ma, se fosse stata diversa, non avrebbe potuto trovare queste parole".)

Le radici esistenziali della malattia

Seguendo considerazioni, come queste, non mi è possibile non ribadire come l'*oggetto* della psichiatria, e anche quello della medicina, non possa riemergere fino in fondo da un atteggiamento conoscitivo fondato su criteri esclusivamente scientifico-naturali. La soggettività del medico, e la soggettività del paziente, sono necessarie componenti della conoscenza (*anche* del conoscere diagnostico) e della cura (*anche* del curare farmacologico); e il discorso metaclinico e filosofico di Gadamer, di Gargani e di Guardini, sigillato da una radicale umanità e da un assoluto rispetto della dignità del paziente, e del senso della malattia, sollecita la medicina e la psichiatria a riflettere sulle radici esistenziali della malattia, e sulle connessioni che le legano alle scienze umane, e alle scienze sociali. Questo è evidente soprattutto in psichiatria, che ha come suo orizzonte di senso la soggettività, la interiorità, dei pazienti, ma anche in medicina, e di esse la letteratura, la letteratura che direi filosofica, aiuta a sondare aspetti nascosti.

Nelle regioni dell'anima

Alle riflessioni di Rilke sul senso della tristezza vorrei ora aggiungere quelle che egli ha scritto nel marzo 1926 sulla esperienza vissuta della malattia (la leucemia della quale stava morendo), in una [118] delle *Lettere milanesi.* La malattia prima immaginata è ora malattia che si avvia ad essere malattia mortale. Un brano della lettera: "La mia salute titubante inventa un balletto che segna appena il passo con un mezzo passo avanti ed un buon passo indietro, e mi trovo imbarazzato a costruire un programma sulle sabbie mobili del suo capriccio. Forse il centro di questo lungo tormento non è ancora stato scoperto, e mi pare che a volte, il medico ed io, giriamo attorno ad un enigma e che la causa del mio male, quando la si vuole ghermire nella rete fisica, d'un balzo fugga nelle regioni dell'anima, dove crede di essere irraggiungibile".

Analizzando le complesse e ambivalenti relazioni di cura, che nascono fra medico e paziente, egli scriveva: "È tanto difficile, anche volendolo, aiutare il medico a penetrare là dove noi stessi non procediamo che a tastoni. E fors'anche ci si rifiuta di facilitare l'accesso a queste profondità a un professionista della scienza, per ben intenzionato che egli sia; si vorrebbe fosse la vita soltanto, e ad amici soltanto, a consegnare la chiave delle nostre intime latebre; sono stato troppo lungamente il medico di me stesso, per non provare una stupida gelosia verso colui che, per mestiere, si sforza di conoscere meglio di me i segreti della mia natura". La lettera sconfina in una domanda alla quale non è possibile dare una risposta se non quella che siamo immersi nel mistero, e la ragione non ci può dire nulla di questi presentimenti. "Dove finisce il corpo che vorrebbe confidarsi? Dove comincia l'anima che vive il proprio mistero? Quando mai lo saprà?"

Le ultime cose

La lettera ci fa capire cosa possa avvenire in noi quando la malattia, una malattia che si avvicini ad essere malattia mortale, cambia l'esperienza interiore del tempo, e della vita. Dilaga in noi il passato, con le sue ombre fatali, e il presente ne è dilaniato. La salute sconfina enigmaticamente nella malattia, e ogni programma di vita frana nelle sabbie mobili di un futuro inattendibile, e impossibile. Ancora: medico e paziente cercano invano di conoscere le cause della malattia che, allontanandosi dalla sua originaria dimensione somatica, si rifugia improvvisamente nelle regioni dell'anima, là dove diviene irraggiungibile; e in questi casi è difficile al paziente, ma forse non lo vuole, aiutare il medico a discendere negli abissi della sua interiorità.

La morte poi si avvicinava, e Rilke ne aveva straziata coscienza: come ci dicono i versi di questa sua ultima e arcana poesia [120] scritta a due settimane dalla morte. Il dolore lacerante dell'anima, che diviene il dolore del corpo, l'angoscia dell'agonia e il presentimento della morte, la dissolvenza di ogni lembo di futuro, la vita che si allontana, sono le indicibili tracce tematiche della poesia che portano infine alla esperienza dello straniamento: il poeta non si riconosce più, e nessuno più lo riconosce.

La poesia è questa:

Vieni tu, ultimo, ch'io riconosco
nelle fibre del corpo insanabile dolore:
come arsi nello spirito, ecco ardo
in te; a lungo il legno ha rifiutato
di assentire alla fiamma che tu attizzi,
ma ora io ti alimento e ardo in te.
La mia mitezza di qui, alla tua rabbia,

si fa rabbia d'inferno, non di qui.
Puro ormai da progetto e da avvenire,
salii sull'irto rogo del soffrire, sicuro
che questo cuore vuoto di sostanza non vale
a comperare un lembo d'avvenire.
Sono ancora io che qui ardo irriconoscibile?
Ricordi non trascino in queste fiamme.
O vita, vita: Essere-fuori. Ed io
nella fiamma. Nessuno mi conosce.

(Rinunzia. Non è come nell'infanzia
la malattia. Un rimando. Un pretesto per crescere.
E sussurri e richiami da ogni parte.
Ciò che a quel tempo primo ti stupì, non mischiarlo
a questo che ora vivi.)

Sono parole che, una volta lette, non si possono più dimenticare nella loro incandescenza emozionale, e nella loro angoscia senza fine. Questo salire sul rogo (una immagine che taglia il respiro) di una incalcolabile sofferenza, e questo ardere fra le fiamme di un interminabile dolore, sono la testimonianza estrema di un lento infinito morire. Nelle prime ore del mattino del 29 dicembre 1926 la vita di Rainer Maria Rilke si spegneva.

La condizione umana ferita

Gli orizzonti di senso dell'essere medico, e delle malattie che egli cura, rinascono nel loro senso ultimo dalle febbrili riflessioni filosofiche e letterarie che sono venuto esponendo, e che aiutano a riflettere sulle questioni radicali della condizione umana ferita dalla malattia, e anelante a relazioni interpersonali di cura che abbiano a rispettarne la dignità. Sono riflessioni che testimoniano delle molteplici fondazioni umane ed etiche delle malattie somatiche e psichiche, e della complessità e della ambiguità dell'agire medico. Sono riflessioni che, muovendo da aree lontane da quelle della medicina e della psichiatria, consentono nondimeno di giungere alla comprensione dei limiti della tecnica, della concezione scientifico-naturale della malattia, e della radicale importanza che hanno nella articolazione della cura la intuizione, il contatto interpersonale e il colloquio, l'ascolto e la partecipazione emozionale, la immedesimazione nel mistero del dolore.

Nel completare questo mio discorso sulle fondazioni etiche dell'agire medico, che la filosofia e la letteratura ci aiutano a ritrovare, vorrei richiamarmi a quello che ha scritto Giovanni Macchia in un suo libro [94] dedicato a Marcel Proust: "La *Recherche* è la grande opera di uno scrittore che ha affidato alla malattia alcune tra le più strazianti scene del suo libro; che ci ha presentato severe e inermi immagini di malati, che parla di malattie con un linguaggio anche tecnico, di chi sa, di chi ha provato che cosa sia la consuetudine con il male e che ha riempito con serenità e ironia l'immensa città della propria fantasia di figure di medici, di terapeuti impassibili o gelosi, circondati dallo snobismo della società mondana e della venerazione cui hanno diritto i cosiddetti principi della scienza". Della malattia, un'asma bronchiale lacerante e ininterrotta, Marcel Proust ha fatto esperienza, una esperienza dolorosa e creatrice, che ci fa entrare nel groviglio umano e psicologico della malattia, e delle risonanze emozionali che ciascuno di noi può avere nei confronti del suo dilagare, e soprattutto della sua persistenza nel tempo, che sconvolge una vita con strazianti intermittenze di riaccensioni e di remissioni.

(Non so, ovviamente, se Marcel Proust sia stato curato da medici che abbiano saputo cogliere le dimensioni dilemmatiche, quella somatica *e* quella psicologica, della sua malattia.)

Filosofia, e magistero letterario, si intrecciano insomma nella articolazione di un discorso radicale sulla dignità del dolore e della malattia, e sulla dignità alla quale ogni medico, e ogni sua azione, non possono non richiamarsi come ad una intangibile esigenza etica; e così si conclude questo capitolo che si è orientato alla riflessione su quelli che sono i compiti del medico, e sui modi con cui possono essere negati, o almeno compromessi, nella loro ragione d'essere, e ancora alla riflessione sulla fenomenologia del dolore e della malattia, e sulla loro donazione di senso. Sono riflessioni che in ogni caso hanno a che fare con il grande tema della dignità che la malattia, e i comportamenti di chi alla malattia si accompagna, mettono in pericolo.

II. La dignità perduta

Grondai così dalla parola:

un frammento di notte
a braccia spalancate
una bilancia solo
per soppesare fughe
in questo tempo stellare
calata nella polvere impressa d'orme.

È tardi ormai.
Ciò che è lieve mi lascia
e ciò che è greve
già vanno via le spalle
come nubi
braccia e mani
libere nel gesto.

Molto scuro è sempre il colore del ricordo

Mi riprende così
la notte in suo possesso.

Nelly Sachs, *Al di là della polvere* [123]

1. L'attesa e le attese

L'attesa fa parte della vita, ed è una esperienza psicologica e umana, una esperienza emozionale, che ha molteplici forme di espressione nella vita di ogni giorno; e della attesa, e delle attese, che nascono, e muoiono, senza fine in noi e fuori di noi, vorrei dire la importanza che hanno nell'essere riconosciute, e nell'essere decifrate nei loro significati, quando ci incontriamo in particolare con persone, immerse nel dolore e nella solitudine, che anelano ad essere capite in queste loro attese: espresse, e ancora più di frequente inespresse. Non c'è colloquio, non c'è dialogo, se non ci sono la ricerca e il rispetto delle attese in chi parla e in chi ascolta; ma quante volte in un giorno siamo chiamati a rispondere a queste attese, e quante volte non manteniamo questo impegno; ferendo in maniera viva, come ha scritto nel suo bellissimo libro Richard Sennett, la dignità, e il rispetto della dignità, di una persona. Sì, in un mondo dilaniato dalle diseguaglianze, e dalla mancanza di rispetto dei desideri, delle speranze e delle attese, non può non essere utile, direi, la riflessione sulla fenomenologia delle attese nelle diverse situazioni della vita; e questo al fine di lenire, quando sia possibile, le ferite alla dignità che rinascano (anche) dalla solitudine, dalla straziata solitudine, di non potere nemmeno essere aiutati nel riconoscimento delle nostre attese, e delle nostre speranze.

Non è possibile parlare di attesa, e di attese, senza rimettere ancora in drastica evidenza le correlazioni tematiche e formali che esse hanno con il tempo, con l'esperienza interiore, soggettiva, del tempo, e non certo con quella mondana: con quella segnata dallo scorrere implacabile delle lancette dell'orologio.

Non è possibile definire il tempo, e coglierne le radici psicologiche e umane, senza richiamarsi alle mirabili riflessioni che sulla esperienza interiore del tempo sant'Agostino ha svolto nell'undicesimo libro delle *Confessioni* [2]: "Cos'è dunque il tempo? Se nessuno m'interroga, lo so; se volessi spiegarlo a chi m'interroga, non lo so. Questo però posso dire con fiducia di sapere: senza nulla che passi, non esisterebbe un tempo passato; senza nulla che venga, non esisterebbe un tempo futuro; senza nulla che esista, non esisterebbe un tempo presente". Nel dire queste cose sant'Agostino distingue, e separa radicalmente, il tempo dell'orologio, il tempo della clessidra, il tempo cronologico, il tempo del mondo, il tempo che scorre uguale in ciascuno di noi, dal tempo interiore, dal tempo soggettivo, dal tempo vissuto, dal tempo dell'io, dal tempo che cambia in ciascuno di noi di stato d'animo in stato d'animo, di situazione in situazione. Quando siamo stanchi, o tristi, o annoiati, abbiamo una percezione interiore (soggettiva) del tempo che è diametralmente diversa da quella che è invece in noi quando siamo lieti, o siamo pieni di interesse per qualcosa.

Ma come descrivere questi diversi modi di vivere il tempo nel dolore, nella tristezza, e nella noia, o nella gioia, nell'attesa e nella speranza, senza richiamarci ancora a sant'Agostino che ha suddiviso, e disarticolato, il tempo interiore nelle sue dimensioni di passato, di presente e di futuro? Cose che, oggi, ci sembrano ovvie ma che solo a partire dalle *Confessioni* sono entrate a fare parte della coscienza moderna del tempo. Ascoltiamone ancora una volta le celeberrime parole: "Un fatto è ora limpido e chiaro: né futuro né passato esistono. È inesatto dire che i tempi sono tre: passato, presente e futuro. Forse sarebbe esatto dire che i tempi sono tre: presente del passato, presente del presente, presente del futuro. Queste tre specie di tempi esistono in qualche modo nell'animo e non vedo altrove: il presente del passato è la memoria, il presente del presente la visione, il presente del futuro l'attesa".

La tristezza, la malinconia, la nostalgia, vivono del passato, delle cose che sono state, e non saranno mai più; l'attesa, e la speranza, vivono del futuro: delle cose che non sono ancora, e che giungeranno.

Le figure dell'attesa

Dal nocciolo originario dell'attesa sgorgano cascate infinite di attese che si accompagnano alle diverse stagioni della nostra vita. Ci sono attese che non finiscono mai e attese che nascono e muoiono fulmineamente; ci sono attese che si rivivono con ansia e inquietudine, e attese che si rivivono invece con serenità; ci sono attese incentrate su eventi felici e attese incentrate su eventi portatori di angoscia e di dolore; ci sono attese che sconfinano nella speranza e attese che non hanno a che fare con la speranza; ci sono attese che riguardano il nostro destino e attese che riguardano il destino di altre persone; ci sono attese che si rinnovano di giorno in giorno, e attese che non cambiano nel corso della nostra vita. Ma ci sono altre attese: attese terrene e attese metafisiche, attese di qualcosa che ci consente di continuare a vivere, di ritrovare un senso alla vita, e attese disperate che non si realizzano mai.

L'attesa, che giunga la risposta ad una lettera, non banale ovviamente, inviata con il cuore in gola, è una delle esperienze più comuni della vita. Si vive allora in un tempo che non è più quello del presente agostiniano, e le cose che facciamo di giorno in giorno hanno perduto il loro senso, non ci danno più alcun conforto, e si vive in un futuro nutrito di possibilità ferite e dolorose. Se i giorni e le settimane passano senza che si abbia una risposta, la speranza, o la illusione, che questo possa accadere, continua a vivere, o almeno a sopravvivere, fino a quando l'una e l'altra si spengano: a mano a mano sostituite dalla crudele disillusione. Si sopporta meglio una risposta che ci deluda, o ci faccia del male, che non una *mancata* risposta alle domande; e nondimeno non sempre si risponde a queste domande: sulla scia di indifferenze e di noncuranze, di negligenze e di disattenzioni, o di leggerezze e di indolenze. Non rispondiamo talora perché non si è data giusta attenzione alle cose che ci sono state richieste, e non si è colta la loro importanza; ma, in ogni caso, dovremmo sentirci responsabili delle ferite che quotidianamente causiamo alla dignità delle persone: non tenendo presenti le loro attese che non riusciamo a valutare nei loro significati psicologici e umani.

Le attese impossibili

Quali, e quante attese, nascono in noi quando ci ammaliamo, e di giorno in giorno attendiamo che la malattia migliori e infine guarisca, e quando attendiamo che il medico con le sue parole e con i suoi sguardi ci dica qualcosa sulla natura e sulla evoluzione della malattia; e con quale timore e tremore guardiamo i suoi occhi, prima ancora che egli ci abbia a parlare della malattia, cercando con grande ansia di prevederne il giudizio. Ma quali e quante attese ci sono in un medico, e in particolare in uno psichiatra: l'attesa che il paziente ci dica cosa lo abbia portato da noi, l'attesa che venga meno il silenzio, e che la timidezza e la inquietudine gli consentano di parlare; l'attesa che nasca una relazione di fiducia, e che una scintilla di speranza si animi nei suoi occhi; l'attesa di una qualche risposta alle domande che siano fatte al paziente: anche se è così difficile fare domande che non siano portatrici di inutili ed evitabili angosce. Ma ancora, cosa frequente e straziante in psichiatria, l'attesa che il paziente ritorni alla data concordata, e l'angoscia che non ritorni; e ancora l'attesa che le nostre parole, e le nostre emozioni, si riflettano almeno in parte nella vita interiore del paziente: creando una circolarità emozionale dotata di senso fra chi cura e chi è curato.

Ogni incontro in psichiatria si muove lungo il sentiero delle attese che sono in noi, e di quelle che sono negli altri.

Un medico condotto

Sì, quando ci si ammala, di una malattia che metta in pericolo la nostra vita in particolare, ci si attende talora l'impossibile da un medico; e di queste attese impossibili è testimonianza uno dei racconti più belli e dolorosi di Franz Kafka: *Un medico condotto* [82].

La bellissima traduzione è di Anita Rho che, nella sua nota introduttiva, invita a non lasciarsi distrarre dagli intrecci fra il mondo fantastico e il mondo della realtà, e a cogliere invece i motivi profondamente umani del racconto. Gli elementi narrativi del racconto, le parole e i gesti dei personaggi, gli ambienti e le consuetudini di vita sono quelli della vita umana; e ci confrontano con il mistero del dolore, della malattia e della morte, e con la storia di vita di un medico che, chiamato a casa di un malato, è immediatamente immerso nel fuoco ardente delle sue attese, e di quelle dei familiari.

"Magro, senza febbre, né freddo né caldo, con gli occhi vuoti, il giovane si solleva senza camicia di sotto ai piumini, mi s'attacca al collo, mi sussurra all'orecchio: 'Dottore, lasciami morire'. Mi guardo intorno, nessuno ha udito; i genitori stanno lì protesi, e aspettano il mio responso; la sorella ha portato una sedia per la mia borsa; apro la mia borsa e frugo fra i miei strumenti; il giovane dal letto, non smette di allungar le mani verso di me per ricordarmi la sua preghiera; afferro una pinzetta, la esamino alla luce della candela e la depongo di nuovo." Il giovane non gli sembra avere nulla ma poi il medico gli si avvicina, e trova che è davvero malato. "Al lato destro, nella regione dell'anca si è aperta una ferita grande come il palmo della mano. Rosea, tutta sfumata, più scura dov'è più profonda, impallidisce agli orli, leggermente granulosa, il sangue qua e là variamente coagulato, aperta in mezzo come una miniera. Così di lontano. Da vicino appare ancora più grave." Non c'è più nulla da fare: la sua orrenda ferita, "questo fiore nel suo fianco", lo porta alla morte, ma i familiari, e il giovane malato che ora desidera vivere, si attendono l'impossibile guarigione. "Così è la gente del mio paese. Pretende sempre l'impossibile dal medico. Hanno perduto la vecchia fede; il parroco se ne resta a casa a sfilacciare una dopo l'altra le sue pianete; ma il medico deve saper fare di tutto con la sua mano leggera di chirurgo. Bene, come volete"; ed egli è ben consapevole di quello che sarà il suo destino: "Non sono io che sono venuto a offrire i miei servigi; volete immolarmi per un sacro scopo; bene, sono disposto anche a questo; che posso fare di meglio, io, vecchio medico condotto privato della sua fantesca! Ed essi vengono, la famiglia e gli anziani del villaggio, mi spogliano; un coro di scolari, con a capo il maestro, sta dinanzi alla casa e canta, su una melodia molto ingenua: *Spogliatelo ed egli risanerà / E se non risanerà, allora uccidetelo! / Non è che un medico, non è che un medico.* Eccomi spogliato; passandomi le dita nella barba, guardo la gente, tranquillo, con la testa recline. Sono perfettamente calmo e mi sento superiore a tutti, e lo resto, benché non mi serva a nulla, perché ora mi sollevano per la testa e per i piedi e mi portano sul letto. Mi dispongono dalla parte del muro a fianco della ferita".

Le luci e le ombre, le speranze e la disperazione, i naufragi inevitabili e i labili trionfi, gli errori di diagnosi in medicina, riemergono dal discorso elusivo ed enigmatico, realistico e fantasmagorico, umanissimo e straziante di Kafka; e da questo suo discorso rinascono le infinite cose, quelle possibili e quelle impossibili, che i pazienti e i loro familiari si attendono dai medici.

Al di là dei suoi significati simbolici, dal racconto rinasce la dimensione quotidiana delle realtà con cui ogni medico ha a che fare, e in particolare con gli orizzonti di senso delle attese: di quelle a cui è possibile dare una risposta, e di quelle a cui è impossibile.

Riconoscere le attese

Non sempre è facile riconoscere la natura e i contenuti delle attese che sono in noi, e di quelle che sono negli altri da noi, e nondimeno è necessario cercare di conoscerle se vogliamo creare relazioni umane e interpersonali nutrite di attenzione e di cura. Sono cose possibili, queste, se non ci stanchiamo di seguire i sentieri delle ragioni del cuore che ci portano alla nostra interiorità, e a quella degli altri. Solo seguendo questi sentieri arcani e segreti, riusciamo a trovare le parole, queste creature viventi labili e misteriose, portatrici di aiuto e di speranza. Ma è necessario tenere presenti i pericoli che nascono quando ci adattiamo ad attese che non condividiamo, e che non abbiamo il coraggio di non fare nostre; manifestando concordanze di opinioni, che non ci sono, e venendo meno alla autonomia e alla sincerità del nostro giudizio. Siamo in ogni caso tenuti a rispettare, anche non condividendole, queste attese, e a testimoniare comprensione e solidarietà a chi ad esse non possa rinunciare.

Certo, rimarranno sempre oscure le attese che vivono nei cuori, e non solo di chi sta male, se non ci educhiamo alla introspezione e alla immedesimazione, alla attenzione e all'ascolto del grido silenzioso delle anime (le stellari e incancellabili parole di Simone Weil); e se non ci ricordiamo che noi siamo un colloquio, come ci dicono le bellissime e insondabili parole di Friedrich Hölderlin, *solo* quando sappiamo intravedere le immagini fosforescenti delle attese che sono in noi, e negli altri da noi, e che impalpabili e inesprimibili anelano ad essere conosciute e decifrate nelle loro donazioni di senso.

Riconoscere le attese delle persone è premessa a parole, e a comportamenti, che abbiano a rispettare la loro sensibilità, e la loro dignità.

L'attesa della morte

Ci si può avvicinare alla morte, la si può attendere, stando bene, o essendo malati, in infiniti modi; e vorrei accennare a quelli che abbiano a che fare con l'attesa, e le attese, della morte; e, a questo riguardo, mi sembra molto utile citare un bellissimo libro di Norbert Elias [52] sulla solitudine del morente, e sulle attese della morte quando la malattia sia la malattia mortale. Certo, l'attesa della morte cambia radicalmente nella misura in cui si sia sani, o malati, si sia in età giovane, o anziana, si sia conosciuta la sventura, o non la si sia conosciuta, si sia, o non si sia, inclini a pensare la morte con serenità, con indifferenza, o con angoscia, si sia soli, o non lo si sia, si abbia, o non si abbia, una visione cristiana, o trascendente, della vita.

Cosa ci dice Norbert Elias? Dalle pagine iniziali del suo libro una prima riflessione sul modo che ciascuno di noi ha di pensare la morte, o di attenderla: "Le esperienze e le fantasie infantili hanno un ruolo considerevole nel modo in cui un individuo affronta la consapevolezza della morte futura; alcuni riescono a pensarci con serenità, in altri invece il pensiero della morte suscita una incontrollabile e costante angoscia, che per lo più non riesce a trovare espressione e che viene magari interpretata come paura di volare o come agorafobia". Il suo pensiero si snoda ulteriormente lungo questa direzione: "Uno dei metodi più conosciuti per render sopportabili le angosce infantili incontrollati di fronte alla morte consiste nell'immaginarsi immortali. Questa difesa può assumere varie forme. Conosco delle persone che non riescono ad accostarsi ad un moribondo perché altrimenti quella compensazione di immortalità immaginaria, che tiene a bada le angosce infantili, in prossimità della morte subirebbe un irrimediabile indebolimento; grazie a questo indebolimento, infatti, l'angoscia della morte, della punizione, raggiungerebbe un livello cosciente, e ciò sarebbe insopportabile". Alcune sue considerazioni, ora, sulla durata della vita in determinate società, e sulla consapevolezza della morte: "In una società dove la durata della vita media è di settantacinque anni, per una persona di vent'anni o anche trenta la morte è decisamente più lontana che in una società in cui la vita media si aggira sui quarant'anni. Nel primo caso un individuo può allontanare il pensiero della propria morte per gran parte dell'esistenza. Anche nella nostra società esiste un pericolo effettivo di morte, ma possiamo dimenticarcene".

Queste sono solo indicazioni sui modi con cui si possa rivivere, e si possa attendere nel pensiero, o nella immaginazione, la propria morte e quella altrui; mentre sono radicalmente diversi il tema e il problema del morire che è altra cosa dalla morte. Il morire è ancora vivere anche se è un vivere condizionato dalle ombre oscure e inevitabili della morte; e, nel mondo di oggi, non ci si preoccupa della morte, così facilmente dimenticata, o rimossa, ma del morire: del dolore e dell'angoscia, della fatica di vivere e della disperazione, che al morire si associano.

Le alte maree dell'angoscia

Non è la prima volta che un mio discorso abbia a richiamarsi a quello che è il testo più alto e vertiginoso di Georges Bernanos, i *Dialogues des Carmélites* [15], ma ogni volta, la mia intenzione è questa, cambia il punto di vista dal quale guardare a questo testo indimenticabile. Sia pure brevemente, vorrei ora accostarmi alla epifania e al mistero della morte, della attesa della morte, che sgorgano da questo testo di meditazione e di contemplazione dell'infinito. Negli anni fatali della rivoluzione francese la priora del monastero carmelitano di Compiègne, madre Henriette de Jesus, divorata da una malattia mortale, sente avvicinarsi la morte, ne è in attesa, ed è sommersa dalle alte maree dell'angoscia e della disperazione, del silenzio di Dio, alle quali una vita intera di meditazione e di accoglienza della morte non riescono a recare alcun sollievo. Le sue parole sono queste: "Dio stesso si è fatto un'ombra... Ahimè, ho più di trent'anni di professione, dodici anni di priorato. Ho meditato sulla morte ogni ora della mia vita, e questo *non* mi serve ora a nulla"; e ancora: "Non comando più alla mia lingua e tanto meno al mio volto. L'angoscia aderisce alla mia pelle come una maschera di cera...".

Così moriva una madre carmelitana, che si riviveva svuotata di ogni speranza, e abbandonata da Dio; e nondimeno la sua morte, questo il pensiero religioso di Georges Bernanos, consentiva nel mistero insondabile della grazia ad una consorella carmelitana, Blanche de la Force, nel corso della sua vita, e fino alle ultime sue ore, inondata dall'angoscia della morte, dall'attesa lacerante della morte, di avviarsi infine, pregando e cantando, alla ghigliottina: accogliendo la morte nella sua dimensione trascendente. Così si muore, o almeno si può morire, la vicenda è documentata storicamente, in età adolescenziale come è stata quella di Blanche de la Force.

Al di là della nostra fede, o della nostra speranza, una delle forme possibili di attendere la morte, di accoglierla in noi recuperandone la sua dimensione metastorica e misteriosa, è questa.

La morte è chiara nel ruscello

Ma, fra altri modi di pensare alla propria morte e di viverla come imminente, vorrei richiamarmi a quelli che scaturiscono da alcune straordinarie poesie di Thomas Bernhard [18], e citarne due, sono senza titolo, scintillanti di bagliori semantici, di arcane risonanze emozionali, di immagini ardenti e fiammeggianti, di nostalgie ferite, e di attese stupefatte del mistero del vivere e del morire.

La prima è questa:

La morte è chiara nel ruscello
e selvaggia nella luna
e chiara
come trema la mia stella nella sera
straniera dinanzi alla mia porta
la morte è chiara
come il miele in agosto
così chiara è questa morte
e a me fedele
quando giunge l'inverno
Signore
manda a me una morte
che mi geli
e a me la lingua giunga nel mare vicina al fuoco
Signore
la morte abbatte di notte il tronco dell'albero
e il sonno di molti merli
nelle tenebre.

La seconda è questa:

Voglio pregare sulla pietra ardente
e contare le stelle che nuotano
nel mio sangue
Signore
mio Dio
voglio essere dimenticato
non temo più il giorno
che giunge domani
non temo più la notte
che mi sopporta
Signore
mio Dio
più non temo

ciò che può ancora venire
la mia fame è già estinta
e il nero tormento
prosciugato.

Sono poesie di temeraria bellezza nelle quali l'attesa della morte si accompagna ad una straziata rievocazione di paesaggi dell'anima incrinati di nostalgia, e di stupore. Sono poesie immerse in una gentilezza e in una tenerezza luminose, in una ininterrotta preghiera al Signore, e anche questo è un modo di pensare e di attendere la morte: rispettiamolo.

La passione di Giovanna d'Arco

Il malato nel racconto di Kafka attendeva, e anzi desiderava, la morte; ma poi, sommerso dall'angoscia, chiedeva al medico condotto di essere salvato. Di situazione in situazione cambia, così, l'esperienza che si ha della morte: anelata, o temuta, attesa, o rifiutata, nella misura, almeno in parte, in cui si abbia, o non si abbia, una esperienza religiosa della vita; e vorrei ora riflettere sulla fenomenologia della morte tematizzata in un celebre film nel quale l'attesa della morte è quella di Giovanna d'Arco.

Il film è quello di Carl Theodor Dreyer, *La passione di Giovanna d'Arco*, che è la straordinaria ricostruzione cinematografica del martirio della giovanissima santa di Orléans che ha saputo attendere la morte sul rogo con una inimmaginabile dignità senza che la sua anima sia stata lacerata dalla angoscia e dalla disperazione. Non si può non rivedere questo film nelle ore della tristezza e del dolore, della inquietudine del cuore e delle speranze incrinate; e questo perché nella fierezza e nella determinazione di Giovanna a rinunciare ad ogni mondano compromesso, e nella attesa temeraria del sacrificio della vita, si rispecchia la grandezza immemoriale della condizione umana, e la luce della speranza. Ma è una morte solo possibile a creature umane divorate dal mistero del vivere e del morire, e dagli ideali di una vita trasfigurata dalla trascendenza, e dall'attesa di Dio?

In questo film di una stupefacente modernità e di una straordinaria torsione espressionistica, che l'assenza della parola dilata vertiginosamente, risplende la interpretazione che di Giovanna d'Arco ha data Marie Falconetti. Nel suo volto, e in misura ancora più incandescente nei suoi occhi, bagnati dalle lacrime, che i primi piani ci fanno vedere nella loro tenerezza e nella loro angoscia, nella loro luce abbagliante e nella loro speranza umanamente impossibile, si riflettono i bagliori di una fede e di una dignità che i giudici del tribunale ecclesiastico di Rouen cercavano vanamente di spegnere con la loro inaudita violenza.

Sono gli occhi di Marie Falconetti, specchio della sua anima e del suo destino, a scandire le ore del suo vivere e del suo morire. Sono occhi, che il bianco e il nero, colori rarefatti e metafisici, rendono attoniti, e dai quali riemergono le infinite emozioni della vita; e noi le ascoltiamo, le serbiamo nei nostri cuori intatte e luminose, ed esse ci aiutano a non disperare anche nelle ore perdute della nostra vita, di quello che resta della nostra vita, e a mantenere viva la nostra fragile ma indomabile dignità. Sono occhi che anelano nonostante tutto alla vita alla quale nondimeno Giovanna d'Arco rinunciava con slancio temerario, e talora si incrinava, e talora si infrangeva, nell'attesa straziata della morte. Ma gli ideali e gli orizzonti di senso della sua missione, la cosa più importante della sua vita, trionfavano di ogni angoscia e di ogni solitudine; e gli occhi continuavano a testimoniare di questa intangibile vocazione alla dignità e alla libertà interiore: nel mistero della speranza in una vita che è al di là della morte.

(L'angoscia, che dilagava negli occhi di Giovanna nella scena straziata del taglio dei capelli, e la indicibile tristezza dei suoi occhi pietrificati nella attesa della morte, quando le fiamme stavano divorandola, sono immagini che testimoniano dell'infinito dilagare del male, e che in alcuni momenti della vita rinascono dalla nostra memoria come allodole che si levano in volo accecate dal sole.

La morte si affiancava alla vita, e la spegneva, nelle trincee del Carso quando Ungaretti in *Agonia* [136] diceva.

Morire come le allodole assetate
Sul miraggio

O come la quaglia
Passato il mare
Nei primi cespugli
Perché di volare
Non ha più voglia

Ma non vivere di lamento
Come un cardellino accecato.)

Gli occhi, ancora, gli occhi disperati e lacerati, sommersi dalla atroce sofferenza e trasfigurati nondimeno dalla speranza, di Marie Falconetti ci inseguono nel corso del film, e non ci abbandonano quando il film finisce. (Il linguaggio del corpo vivente, del corpo che vive e ama, sembra talora nelle scansioni tragiche della vita oscurare il linguaggio delle parole: quando non siano le splendide parole ungarettiane.)

Nel film di Dreyer la parte del monaco Jean Massieu è interpretata da Antonin Artaud; e nei suoi occhi ci sono le tracce della sua vicinanza umana e della solidarietà a Giovanna d'Arco: le ombre desolate di una disperata rassegnazione al suo destino di vita e di morte, il presentimento, forse, di non potere sfuggire alle fiamme del dolore dalle quali, anni dopo, diranno le parole sigillate dalla follia: "Per me c'è il dolore perpetuo e l'ombra, la notte dell'anima, e non ho voce per gridare".

Un film che lascia indimenticabili segni nelle regioni segrete del cuore, e che continua ad essere mirabile testimonianza di una dignità umana, quella di Giovanna d'Arco, nemmeno interiormente incrinata dalla inenarrabile violenza di una disumana condanna a morte.

Nel mistero delle decisioni estreme

L'ora, che non ha sorelle, è l'ultima ora della vita: dopo di lei non ce ne sono più; e l'ora del vivere diviene l'ora del morire: l'ora della vita diviene l'ora della morte; e in questa straziata immagine di Paul Celan si rispecchia il suo destino: il suicidio nelle acque della Senna; ma come si rivive l'attesa, l'attesa della fine del tempo e della fine della vita, quando si è presa la decisione di morire? Nell'attesa della morte lo scorrere implacabile del tempo dell'orologio, del tempo della clessidra, si intreccia allo scorrere (forse) ancora più rapido del tempo interiore, del tempo dell'io, del tempo dell'anima; anche se l'attesa della morte desiderata, e voluta, sia di un'ora, di un giorno, di una settimana, o di un periodo più lungo. Sono colto dalla vertigine, sono colto dallo stupore, e dalla angoscia, pensando a quello che avviene nello spazio di tempo, nei brandelli di tempo, attraversati da chi abbia varcata, anticipandola, la soglia della morte, e del morire; e mi chiedo come cambia l'esperienza del tempo, dal momento in cui la decisione della morte sia stata presa, e come sia possibile attendere che la vita si concluda.

Sono cose nascoste nel segreto del cuore, della interiorità, di chi fra noi sia chiamato, e poi risucchiato, dal fascino stregato del suicidio. Cose indicibili e inesprimibili anche quando cerchiamo di chiarirle in noi, nelle nostre anime ferite dal dolore, e dal nonsenso della vita. Cose che si fatica anche solo ad immaginare, e a pensare, se non si sono vissute, o se non si sono conosciute, nel dolore e nella disperazione che le accompagnano. Sono cose estranee alla nostra vita, certo, e che improvvisamente, o lentamente, sgorgano sulla scia di avvenimenti talora oscuri e imprevedibili, talora faticosamente decifrabili, ma solo con le antenne della conoscenza emozionale: della conoscenza intuitiva. Cose che rinascono nel mistero di decisioni che vengono da lontano, o da vicino, e che talora hanno il tempo di essere riconosciute, e talora straripano come fiumi in piena; senza che si abbia nemmeno il tempo di analizzarle, e di frenarle. Sì, ci sono suicidi che hanno bisogno di una lunga attesa di meditazione interiore, prima di prendere forma e di realizzarsi; e ci sono suicidi che sono pensati, e immaginati, nel vortice di rapidissimi tempi di attesa. Ci sono suicidi che nascono da condizioni di vita depressive, e di vite psicotiche, e anche da condizioni di vita non patologiche; ed è necessario distinguere le une dalle altre.

Non è facile, ma non è impossibile, riconoscere le cause psicopatologiche e umane che ci fanno scegliere il suicidio; ed è invece (quasi) impossibile conoscere come cambi il mondo interiore, e di cosa si riempia il tempo dell'attesa, quando ci si avvia lungo la strada dolorosa e straziante della morte volontaria. Conosciamo le lettere e i diari di Paul Celan, di Marina Cvetaeva, di Heinrich von Kleist, di Cesare Pavese, di Antonia Pozzi, di Sylvia Plath e di Virginia Woolf; e con l'angoscia, che la memoria non lascia morire, ci avviciniamo a quelle che sono state, o meglio sembrano essere state, le lacerazioni esistenziali che hanno motivata la loro scelta di morire, e che si sono venute creando nel volgere di attese talora brevi e talora estenuanti. Ma non sempre è possibile risalire dalle cose scritte, in queste lettere e in questi diari, a quelle realmente rivissute nella coscienza personale di ciascuna di queste esistenze; nel senso che l'indicibile e l'inesprimibile si nascondono in ogni parola scritta, quando abbia a che fare con il mistero del vivere e del morire, della vita e della morte. In ogni caso, vorrei dire che il pensiero dominante nella genesi della morte volontaria sia quello della radicale perdita di senso della vita: rivissuta talora con straziata lacerazione dell'anima, e talora con ghiacciata indifferenza.

Ci si avvia allora alla morte in modi radicalmente diversi: accompagnati dalla profonda nostalgia delle cose sognate, e desiderate in vita, che non è stato possibile ottenere, come (direi) in Marina Cvetaeva, in Antonia Pozzi e in Virginia Woolf; dalle fiamme ardenti e inconsapevoli dei deliri, e delle allucinazioni, come in Sylvia Plath; o infine dalla coscienza radicale e implacabile della insignificanza del vivere e del morire, della vita e della morte, come in Celan, in von Kleist e in Pavese.

Così, almeno, mi sembra; benché non sia ovviamente possibile sapere, vorrei ripeterlo, se, e come, in loro siano cambiati nell'attesa della morte il mondo interiore, e la esperienza del tempo: dell'agostiniano presente del futuro, dell'av-venire, vertiginosamente anticipato nella sua immaginazione, e nella sua realizzazione. Il desiderio della morte non può non avere consumata, e falciata, ogni loro speranza; trascinando con sé il deserto ardente delle emozioni che hanno perduta ogni loro trascendenza: nel silenzio degli uomini e nel silenzio di Dio.

Ma ogni suicidio è insondabile nel suo mistero, e il dovere del medico non può se non essere quello di salvare ogni vita che scelga di morire.

La clinica

A queste considerazioni vorrei aggiungere ora quelle che nascano dalla mia esperienza clinica in psichiatria; rifacendomi, in ordine alle motivazioni al suicidio, a quello che ci dice chi lo abbia cercato seriamente, senza riuscirci, nel contesto di una condizione psicopatologica.

Fra le molte possibili testimonianze cliniche vorrei indicare quella di Maria, una giovane madre di trentacinque anni, che improvvisamente ingeriva alte dosi di barbiturici con conseguente stato di coma che si risolveva dopo alcuni giorni. La morte volontaria è stata scelta con rigida e fredda determinazione, e la sua mancata riuscita è stata vissuta con un senso di interiore ribellione. Le sue parole: "Non posso continuare a vivere. Non servo a nessuno. Mio figlio ha mia madre e gli altri nonni che si occuperanno di lui. Sono sola. C'è il vuoto intorno a me; e nessuno sa comprendermi. Anche il lavoro mi estranea da me stessa e mi avvilisce. Cercherò di farla finita, e questa volta non fallirò. Non ho più alcuna fede. La morte non mi fa paura". Il desiderio di morire è sgorgato in Maria da una condizione di glaciale solitudine interiore; e la ricerca e l'attesa della morte sono state improvvise, ma si è riusciti ad arginarle, e il tentativo di suicidio non si è ripetuto.

La seconda testimonianza clinica è quella di Ilaria, una paziente depressa di ventiquattro anni, che tentava il suicidio, alcuni giorni prima di Natale, con farmaci antidepressivi. Ne è stata salvata, e le sue parole indicano i grovigli conflittuali della sua vita emozionale. "Mi sentivo inutile. Non posso dire se lo farei ancora, o no. Talvolta ho la sensazione che la voce della ragione mi dica: non è il caso che tu faccia così, o ti comporti così, e invece per dispetto, o cattiveria, faccio l'opposto." Le sue condizioni migliorano rapidamente, e Ilaria ci dice: "Mi è venuta qualche brutta idea ma il pensiero della morte non mi accompagna più, ora. Incomincio a rendermi conto che era un gesto inutile, quello del suicidio, ma un forte desiderio per la vita non l'ho ancora". Due mesi dopo la dimissione, quando le cose sembravano risolte, la paziente ingeriva ancora grandi dosi di farmaci antidepressivi. Alcuni giorni dopo: "Mi sono sentita un vuoto dentro. Mi sembrava di non essere più in grado di fare niente, e così mi è venuta quella brutta idea. Adesso sono pentita di averlo fatto". Nei giorni seguenti la coscienza di malattia, e la coscienza critica nei confronti della ricerca della morte volontaria, crescevano rapidamente. "L'orizzonte è ora limpido. Penso a quello che è successo solo per il dispiacere e l'ansia che ho dato a tutti. Non mi sembra neppure vero, ora che sto bene, che quando ho quei periodi così brutti, soffra tanto di solitudine. È stato forse l'impulso di un momento, e penso che non mi verrà più in mente." Ancora una volta nella solitudine depressiva l'attesa della morte rinasce come ricerca di una speranza divenuta apparentemente impossibile in vita, e che invece rinasce quando la malattia depressiva guarisca.

Queste sono solo alcune esperienze cliniche che testimoniano dei modi in cui si giunge a pensare e a realizzare il suicidio nel corso di attese più, o meno, lunghe e dolorose, che non sempre possono essere riconosciute, e che talora lo potrebbero essere se, nei contesti medici, o in quelli familiari, ci fossero attenzione e intuizione.

Le ombre del dolore, della tristezza e della disperazione hanno bisogno della grazia dell'ascolto e del dialogo, della sensibilità e della partecipazione emozionale.

L'attesa non è la speranza

L'attesa e la speranza si distinguono l'una dall'altra ma non senza possibili reciproci sconfinamenti; e l'una e l'altra sono esperienze di vita incentrate su di una comune dimensione del tempo interiore: quella del futuro.

Cose essenziali sulla fenomenologia dell'attesa sono state scritte [103] da Eugène Minkowski, uno dei grandi psichiatri del secolo scorso, in un suo bellissimo libro ancora oggi di sconvolgente modernità. Il nocciolo essenziale dell'attesa è costituito dalla radicale modificazione della esperienza del tempo che avviene in essa. Il tempo si arresta: come se una massa d'acqua si precipitasse su di noi cercando di annientarci: come se un iceberg nascesse d'improvviso davanti alla prua di una nave contro la quale andrà a schiantarsi. L'attesa ci riempie di terrore dinanzi alla massa sconosciuta; e si converte in angoscia e in immagine della morte. "Talora, e senza una apparente ragione, nell'attesa sorge in noi l'immagine della morte, della morte sospesa su di noi, in tutta la sua potenza distruttiva, che ci si avvicina a grandi passi. L'angoscia e il terrore ci sommergono, e noi, impotenti, *attendiamo* l'annientamento vicino e fatale al quale siamo votati senza scampo. Quando un pericolo è imminente, noi lo attendiamo, inchiodati sul posto, come paralizzati dal terrore. Queste sono fra le migliori rappresentazioni dell'attesa."

Certo, Eugène Minkowski riconosce che ci sia l'attesa di avvenimenti lieti e sereni ma ribadendo che, nella sua forma originaria, l'attesa sia ricolma di angoscia e di dolore, e che non abbia se non labili e intermittenti analogie con la speranza. Noi non speriamo né per l'istante presente, né per quello che lo segue immediatamente, ma per un futuro che si dispiega sconfinato dinanzi a noi. La speranza ci allontana dal contatto immediato con quello che avviene intorno a noi, sopprime la morsa dell'attesa, e ci consente di guardare lontano, e liberamente, nello spazio vissuto che non è lo spazio geometrico, lo spazio misurabile, ma è lo spazio interiore.

(Fra le più belle e sfolgoranti definizioni della speranza vorrei citare quella [109] di Friedrich Nietzsche: "La speranza è l'arcobaleno gettato al di sopra del ruscello precipitoso e repentino della vita, inghiottito centinaia di volte dalla spuma e sempre di nuovo ricomponentesi: continuamente lo supera con delicata bella temerarietà, proprio là dove rumoreggia più selvaggiamente e pericolosamente". Ma vorrei ricordare la struggente definizione [112] che ne è stata data da Charles Péguy: *"L'Espérance voit ce qui n'est pas encore et qui sera. / Elle aime ce qui n'est pas encore et qui sera".*)

L'attesa ha insomma uno spettro di esperienze più ampio e camaleontico che non quello della speranza; ma l'una e l'altra sono immerse nel lago imprevedibile del futuro. Ma il futuro è aperto nella speranza ad esperienze nutrite di gioia e di comunione, e invece nell'attesa il futuro è orientato ad esperienze che sono anche portatrici di dolore e di angoscia in alcune dilemmatiche situazioni psicologiche e umane della vita. L'attesa e le attese ci invitano anche a riconoscere, e a rispettare, quello che nasce, e quello che muore, nella nostra interiorità, e nella interiorità degli altri; e questo al fine di rendere meno dolorose le relazioni che si hanno nella vita quotidiana, e ad aprirle ad orizzonti di reciproca comprensione.

Sono necessari nondimeno slanci impetuosi del cuore, e cascate inesauribili di attenzione, se vogliamo avvicinarci al mistero delle attese che vivono nelle persone, e al loro desiderio di essere riconosciute, e rispettate, nella loro dignità. Cosa così facile, e così difficile.

Un suono di campane

Attesa e attese si intrecciano nella nostra vita, e di esse ho cercato di dire qualcosa in queste mie pagine errabonde e nomadi; ma vorrei ora, con un radicale e temerario cambiamento di orizzonti, richiamarmi alle splendide cose che Nietzsche ha scritto, in anni ancora lontani dal naufragare nella follia, ascoltando un arcano suono di campane che ha trascinato con sé, improvvisa, la insorgenza di uno stato d'animo, di una *Stimmung*, che si apriva al futuro: ad una qualche attesa, e ad una qualche speranza.

Queste, in *Umano, troppo umano* [109], le sue parole sfavillanti e presaghe: "A Genova, nel tempo del crepuscolo, sentii giungere da una torre un prolungato suono di campane: non voleva finire e risonava come insaziato di se stesso, sopra il rumore dei vicoli nel cielo serotino e nell'aria marina, così agghiacciante, così fanciullesco insieme, così melanconico. Allora mi ricordai delle parole di Platone e le sentii tutt'a un tratto nel cuore: *Tutto ciò che è umano non è, in complesso, degno di essere preso molto sul serio; tuttavia...*".

Questo suono di campane, che ha ridestato in Nietzsche risonanze elegiache così febbrili e così stremate, quante volte in vita l'abbiamo ascoltato senza saperne cogliere l'invito a scendere nei roveti ardenti dei nostri cuori anelanti all'infinito, e delle nostre attese ferite; e nondimeno, direi, non è possibile non accogliere questo invito quando, la notte di Natale, le campane della Basilica dell'Isola di San Giulio, oggi sede di uno splendido monastero benedettino, fanno tacere con il loro suono di cristallo l'oscillare delle onde limpide e silenziose del Lago d'Orta; risuscitando cascate di attese che si nutrono di infinito. (Sulla scia di labili e rapsodiche associazioni vorrei ricordare che Nietzsche ha conosciuto il Lago d'Orta quando, nei primi giorni di maggio del 1882, ha soggiornato ad Orta insieme a Lou von Salomé, a sua madre e a Paul Rée, ed è stato in gita con Lou, che ne parla nel diario della sua vita, al Sacro Monte d'Orta.)

Attesa di Dio

Attese umane, troppo umane, ma c'è anche una attesa ancora più arcana e insondabile: quella di Dio. In uno dei suoi libri più affascinanti e misteriosi, in *Attesa di Dio* [147], Simone Weil descrive gli abissi dell'anima alla ricerca appassionata e senza fine di Dio: del Dio vivente, del Dio che si è fatto uomo, ed è morto sulla Croce. Nel titolo è racchiuso un frammento di inesprimibile verità: è Dio che discende alla ricerca dell'uomo in grado di guardare a lungo il cielo. Ma non potrei non ricordare ancora i testi che Simone Weil ha scritto fra il luglio e l'ottobre del 1942, un anno prima della morte, e che fanno parte, nella edizione italiana, del quarto e ultimo volume [144] dei *Quaderni*: nel quale il tema dell'attesa, dell'attesa di Dio, risplende con ardente e stellare intensità.

Qualche frammento, stralciato da questo quaderno, ci fa conoscere quali sconfinati abissi emozionali si possano nascondere in una esperienza, apparentemente così ovvia come è quella dell'attesa, quando sia immersa nelle relazioni che si hanno con il Dio vivente.

"Dio attende con pazienza che io voglia infine acconsentire ad amarlo. Dio attende come un mendicante che se ne sta in piedi, immobile e silenzioso, davanti a qualcuno che forse gli darà un pezzo di pane. Il tempo è questa attesa. Il tempo è l'attesa di Dio che mendica il nostro amore. Gli astri, le montagne, il mare, tutto quello che ci parla del tempo ci reca la supplica di Dio. L'umiltà nell'attesa ci rende simili a Dio. Dio è unicamente il bene. Per questo egli è là e attende in silenzio"; e con parole immerse nel mistero: "I mendicanti che hanno pudore sono Sue immagini. L'umiltà è un certo rapporto dell'anima col tempo. È una accettazione dell'attesa. È per questo che, socialmente, ciò che contrassegna gli inferiori è il farli attendere".

Sono parole bellissime che ci aiutano a pensare alle parole necessarie nel riconoscere la dignità ferita nelle persone più deboli, e più fragili.

Il tempo offeso

Nell'avviarmi a concludere queste mie riflessioni vorrei citare una splendida ed enigmatica poesia di Emily Dickinson sulle risonanze emozionali e sulle modificazioni del tempo interiore che, segrete e arcane, si snodano nella attesa fra l'arrivo di un treno e l'arrivo di una carrozza che riporta a casa una persona cara. In questo brevissimo intervallo di tempo la gioia, sfiorata dal dolore, è così intensa che il tempo interiore si estende, si allunga e infine si arresta, come se le lancette dell'orologio si fermassero, anche se poi il pendolo ricomincia a contare le ore. Le grandi tesi agostiniane sul tempo, sul tempo dell'orologio e sul tempo interiore, mi sembrano misteriosamente riflettersi in queste parole poetiche così fragili, e così complesse, che si ricollegano infine alla misteriosa presenza della musica; alla quale la poesia allude nei due ultimi versi che parlano di un "piccolo violino" e di un allegorico viaggio verso il Nord: luogo di solitudine e di meditazione.

La poesia, nella struggente traduzione di Guido Errante, è questa:

Penso che l'ora più lunga sia quella
In cui si aspetta la carrozza – quando
È arrivato il treno –
Sembra che il tempo offeso

Dalla imminente gioia abbia fermato
Le sue lancette d'oro,
Impedendo ai secondi di passare –
Ma l'istante più lento viene più a fine –

Il pendolo comincia a ricontare
Ad alta voce, come fanno a scuola –
Nell'atrio i passi suonano più spessi –
Si gonfia il cuore –

Ed io, che ho reso un timido saluto
In servizio d'amore,
Prendo il mio piccolo violino e vado
Ancora più a Nord.

Nell'attesa, nell'attesa di un treno, o dell'arrivo di una persona cara, o di una buona notizia, il pendolo si arresta, e ricomincia a ricontare solo quando quello, che si attendeva, si realizza.

Vorrei ora prendere commiato (così noi viviamo, e prendiamo sempre commiato) dalla fenomenologia dell'attesa che il mio discorso ha cercato di delineare nelle sue camaleontiche metamorfosi tematiche, e nelle sue febbrili risonanze emozionali, e che il pensiero poetante di Emily Dickinson ha immaginato in questa poesia umbratile e talora enigmatica.

Il nostro destino non può non essere quello di cercare di riconoscere ogni volta le attese che sono in noi, e quelle che sono negli altri da noi, valutandone le luci e le ombre, le dilemmatiche donazioni di senso e gli sconfinamenti. Certo, la coscienza del valore inalienabile della dignità, della nostra dignità e della dignità altrui, ci dovrebbe accompagnare in ogni circostanza della vita; ma le violazioni della dignità, nella vita e nella storia, hanno una diversa dimensione etica. Ci sono, e ci sono state, le violazioni inenarrabili della dignità umana che sono avvenute negli anni terribili del nazionalsocialismo tedesco, ma ci sono le involontarie quotidiane violazioni della dignità che si snodano sulla scia della nostre noncuranze e delle nostre indifferenze, della nostra fretta e della nostra mancanza di attenzione, e che non ci consentono di rispettare i desideri e le attese, le richieste di aiuto e le speranze, degli altri.

Sono modi di essere che si evitano solo quando si segua il cammino misterioso che porta ad immedesimarci nella interiorità, nei pensieri e nelle emozioni, nelle attese e nelle speranze, delle persone che la vita ci fa incontrare, e che hanno il diritto di venire rispettate nella loro dignità.

2. L'ignoto che appare

Le premesse

L'ignoto, l'ombra che si accompagna alla nostra vita con la sua scia di nascondimenti e di dolore, risalendo dalle sue insondabili profondità, quali risonanze emozionali ed esistenziali desta nella vita relazionale di ciascuno di noi: inquietudine, insicurezza, ansia, paura, timore e tremore, o stupore? Quali sono i linguaggi, i modi di essere e di apparire, gli adombramenti di senso, dell'ignoto che improvvisamente rinasca nelle relazioni che ci confrontano con altri mondi dal nostro: con il mondo di chi, da terre lontane e sconosciute, approdi alle nostre terre sulla scia di speranze e di illusioni che si sostituiscano a condizioni umane di sofferenza, e di indigenza senza fine? L'ignoto si nasconde nelle esperienze di vita e nel linguaggio, nelle tradizioni e nella fede, nelle conoscenze e nelle emozioni, che sono in noi e negli altri da noi, simili e dissimili, vertiginosamente lontane ed enigmaticamente vicine; e come definirne le possibili connotazioni oscure e trasparenti, inattese e originali? Non dovremmo forse in ogni incontro mettere fra parentesi la nostra visione del mondo costruita con le pietre delle nostre filosofie e delle nostre psicologie, della nostra storia, e avvicinarci con le ragioni del cuore alle aree oscure, alle aree ignote, della vita, al fine di decifrarle e di chiarirle nei loro enigmi?

Queste le linee frammentarie e temerarie del discorso che vorrei svolgere sulla fenomenologia dell'ignoto, e che rinasce come in uno specchio oscuramente da una sfolgorante riflessione [75] di Hugo von Hofmannsthal: uno dei grandi scrittori mitteleuropei del secolo scorso: "Nel presente si cela sempre quell'ignoto la cui apparizione potrebbe mutare tutto: questo è un pensiero che dà le vertigini, ma che consola".

(Non avrei pensato di scrivere questo capitolo se non fossi stato invitato, nell'ottobre 2012, a prendere parte ad un convegno organizzato dall'Istituto di Clinica psichiatrica della Università di Genova; e in particolare da Filippo Gabrielli, che la dirigeva, e da Giovanni del Puente. Questo il titolo, bellissimo e originale, del convegno: *Le partenze, gli approdi: l'ignoto come stella polare*; e questa la scheda di presentazione che ne indica splendidamente gli orizzonti di senso: "L'ignoto si nasconde nei vari aspetti della vita, anche in quelli apparentemente più certi e inequivocabili. Ospite inatteso, ora misterioso, ora minaccioso, trasforma la vita in un viaggio inarrestabile alla ricerca perenne di un approdo, che può essere un significato come una terra, una conoscenza come una illusione. Il cammino dell'emigrante si rivela inquietamente simile al cammino quotidiano di ogni persona".)

L'ignoto è dovunque

Noi andiamo continuamente incontro all'ignoto, alle infinite forme che l'ignoto assume nelle cose ultime della vita e della morte, e che in mille modi si manifesta nella nostra vita, e in quella degli altri. L'ignoto nasconde i nostri pensieri, e le nostre emozioni, e a volte appare improvvisamente nel volto di una persona, o nel mio volto, che si riflette in uno specchio, e che non mi è possibile riconoscere. L'ignoto è quello al quale vanno incontro le persone, fragili e deboli, indifese e sole, scalfite non di rado nella loro dignità dal vortice delle nostre diffidenze e delle nostre insofferenze, delle nostre paure e dei nostri silenzi, che approdano a terre straniere con angoscia e con disperazione. L'ignoto è quello che sorge in noi quando la follia, la malinconia o la dissociazione, scenda nei nostri cuori: anelando ad attese e a speranze talora impossibili. Nel mondo di oggi, contrassegnato dalle febbrili metamorfosi antropologiche e sociali che si accompagnano alla immigrazione, l'immagine oscura ed enigmatica dell'ignoto ci circonda da ogni parte; e sono infinite le cose che ci sono sconosciute. L'ignoto è dovunque: lo si intravede, appare e scompare, e poi rinasce in un carosello infinito di apparizioni. Ci è ignota l'ora della morte, e ci è ignoto quello che accadrà domani quando possono naufragare le speranze e le illusioni di oggi: costruite su labili e immaginarie certezze che, da un momento all'altro, naufragano, e si dissolvono.

Queste non sono se non alcune immagini del vasto arcipelago di esperienze dalle quali rinascono le infinite rivelazioni, le infinite apparizioni, dell'ignoto, e insieme le sue maschere, e i suoi nascondimenti, che ci inquietano, e che talora ci trascinano negli abissi della inquietudine del cuore, e dell'angoscia.

(L'ignoto è enigma, ed è anche mistero, e nell'ignoto si nascondono le realtà ultime della vita e della morte; ma il mistero è grazia indicibile e invisibile che solo dagli orizzonti sconfinati della vita interiore sgorga nella sua luce e nelle sue penombre. L'ignoto, che sorge dall'eterno silenzio di questi spazi infiniti, e che, nel senso della mirabile parola pascaliana, ci angoscia, e ci atterrisce.)

Qualcosa oltrepassa sempre il conto

L'ignoto, l'ignoto che è in noi, e nella realtà nella quale siamo immersi, e che continuamente ci sfida alla sua chiarificazione e alla sua decifrazione, è la parola tematica enigmatica e sconvolgente dei romanzi e dei racconti, delle confessioni e dei diari, di Franz Kafka: orientati alla ricerca e alla captazione di quello che si nasconde, e ci è ignoto, nella comune realtà quotidiana delle nostre percezioni e delle nostre emozioni.

Non a testi kafkiani vorrei nondimeno richiamarmi, ma ai *Colloqui con Kafka* [80], nei quali Gustav Janouch dice di lui cose straordinarie in ordine alla dimensione *altra* della realtà, e ai significati ignoti che sono in essa. "Kafka si fermò all'improvviso e tese il braccio. 'Vede? Qui, qui! Lo vede?' Da una casa della Jacobgasse, dove eravamo arrivati discorrendo, uscì di corsa un cagnolino simile ad un batuffolo di lana il quale ci tagliò la strada e scomparve all'angolo della Tempelgasse. 'Un cucciolo grazioso' osservai. 'Un cane?' domandò Kafka con diffidenza riprendendo lentamente il cammino. 'Sì, un cagnolino. Non lo ha visto?' 'Sì che ho visto, ma era proprio un cane?' 'Era un piccolo barbone.' 'Un barbone! Può essere un cane, ma può essere anche un segnale. Talvolta noi ebrei ci inganniamo tragicamente.' 'Era soltanto un cane' ripetei. 'Sarebbe bene' fece Kafka. 'Ma codesto *soltanto* vale unicamente per chi lo usa. Ciò che per l'uno è un mucchietto di spazzatura oppure un cane è per l'altro un segnale.' 'Odradek nel racconto *Il cruccio del padre di famiglia*' esclamai. Kafka non reagì alle mie parole, ma concluse il mio discorso nel senso in cui l'aveva incominciato: 'Qualcosa oltrepassa sempre il conto'."

Sì, non è possibile in vita non essere lambiti, e anzi non essere sommersi, dalle onde vertiginose dell'ignoto, dalle infinite figure dell'ignoto, che dilagano nelle persone e nelle loro emozioni, nei loro pensieri e negli slanci del loro cuore, e anche nelle situazioni della vita: come quella, così magistralmente tematizzata da Gustav Janouch, che si rispecchia del resto in altri emblematici testi kafkiani. Conoscibilità e inconoscibilità, immagine apparente e immagine ignota, delle cose si intrecciano, così, enigmaticamente nella realtà e nella vita, e non dovremmo mai desistere dal compito di osservarle e di interpretarle nella loro superficie e nella loro profondità; non dimenticando che, come diceva Nietzsche, la profondità possa nascondersi nella superficie.

Volto, mio volto, di chi sei tu?

Ci sono cose ignote che improvvisamente assumono un loro significato, e ci sono cose conosciute che improvvisamente perdono il loro significato, e ci lasciano nel dolore, e nella tristezza. Quante volte siamo colti da un lancinante sentimento di estraneità quando, ritornando nei luoghi incantati della nostra adolescenza (sgorga fulgido e ardente dalla mia memoria il ricordo del trasognato e nostalgico romanzo, *Le Grand Meaulnes*, di Alain-Fournier con le sue vertiginose ascese liriche), non li riconosciamo più: ci divengono almeno temporaneamente oscuri, e ignoti. Sono paesaggi, sono paesaggi dell'anima, che si svuotano di significato, e si fanno arida e desertica geografia, ma poi misteriosamente rifioriscono.

Cosa dire di queste oscillazioni dolorose, e strazianti, fra l'ignoto che appare e l'ignoto che scompare, quando sono i volti, *un* volto così vicino un giorno al nostro cuore, a trasformarsi in volti che ci sembra di non avere mai conosciuto? Come nella misteriosa e arcana poesia [121] di Rainer Maria Rilke che vorrei ancora citare nelle sue insondabili risonanze emozionali, e nei suoi intrecci metafisici.

Volto, mio volto:
di chi sei tu? Sei volto
per quali cose?
Come puoi essere volto per un Dentro così,
dove perennemente l'iniziare
col disciogliersi in qualcosa si addensa?
Ha un volto il bosco?
Il monte di basalto non si innalza
lì senza volto?
Il mare non si leva

senza volto
dal suo fondo?
Non vi si specchia il cielo,
senza fronte, senza bocca, senza mento?

Non ci sono più certezze in queste tumultuose e camaleontiche esperienze psicologiche e umane che non consentono più a Rilke di sapere se sia ancora *suo* il volto che vede riflesso, immagine inafferrabile e indicibile, nello specchio, e nemmeno di sapere a cosa sia destinato questo volto che non gli dice più nulla. E cosa è mai questo volto senza fronte, senza bocca, senza mento, che si rispecchia inconoscibile e insondabile nel mare? (Sono domande che non hanno bisogno di risposte, e che nascono, e muoiono, in noi come cifre oracolari: sonde effimere che riscoprono altri orizzonti di senso nella freddezza e nella oscurità del reale.)

Cosa è possibile dire, infine, di un discorso poetico, come questo, così immerso in abissi di oscurità e di enigmaticità, e nondimeno così capace di lambire il mistero dell'ignoto e dell'inconoscibile che sono in noi? Sì, l'ignoto è come un velo che scende su stati d'animo e su volti, su paesaggi e su cose, e quando è lacerato si fa sorgente di angoscia e talora di terrore, ma anche di epifanie inattese che improvvisamente illuminano di senso le nostre abituali esperienze di vita.

Frantumi di stelle

L'ignoto, che appare svelando cascate infinite di significati, si costituisce come il nocciolo tematico della lettera a Lord Chandos [76]: uno dei testi più affascinanti di Hofmannsthal, al quale ancora vorrei ancorarmi nello svolgimento di questo mio discorso sull'ignoto come enigmatica fonte di esperienze dicibili e indicibili.

Le sue parole fiammeggianti di intuizioni: "Un innaffiatoio, un erpice abbandonato nel campo, un cane al sole, un povero cimitero, uno storpio, una casetta di contadini, tutto ciò può diventare il vaso della mia rivelazione. Ognuna di queste cose e le mille altre simili su cui di solito l'occhio scivola con naturale indifferenza, può assumere per me, in un certo momento che non è affatto in mio potere provocare, un carattere nobile e commovente che tutte le parole mi sembrano troppo povere per esprimere"; e con parole ancora più immerse nel sortilegio: "In questi momenti una creatura insignificante, un cane, un topo, un insetto, un melo intristito, una carreggiata che si snoda sulla collina, una pietra rivestita di muschio mi diventa di più che la più bella e tenera amata della notte più felice. Queste creature mute e talora inanimate mi si levano incontro con una tale pienezza, una tale presenza d'amore, che il mio occhio beato non può cadere neanche all'intorno su alcun punto morto".

Dall'ignoto rinascono frantumi di stelle che il grande scrittore austriaco descrive con parole luminose e stupefatte: "Tutto quello che esiste, tutto quello di cui mi ricordo, tutto quello che i miei pensieri più confusi toccano, tutto mi sembra essere qualcosa. Anche la mia propria gravezza, l'ottusità abituale del mio cervello mi appare qualcosa; sento in me e intorno a me un gioco contrastante, affascinante e addirittura infinito, e non c'è alcuna tra le materie contrapposte in cui io non mi possa trasfondere. Mi sembra allora che il mio corpo consista di pure cifre che mi dischiudano ogni cosa. O che noi potremmo entrare in una nuova, presaga relazione con tutta l'esistenza se cominciassimo a pensare col cuore".

Non, certo, con la fredda ragione calcolante, ma con le palpitanti ragioni del cuore, è possibile intravedere e riconoscere l'anima ignota di creature inanimate, e quella ancora più ignota di persone umane con le quali siamo in contatto, magari continuamente, senza accorgerci del mistero e dell'ignoto che in esse dilagano, e che pietrificate, e impenetrabili nel loro significato, sono fonti di incomprensione e di sfiducia profonde: di infinita tristezza dell'anima. (Ancora una volta la letteratura, la grande immaginazione creatrice che vive in essa, consente alla psichiatria di avvicinarsi al senso profondo della vita, e delle esperienze interiori che la animano, e di avere a disposizione un linguaggio rabdomantico e fosforescente adeguato a dire l'inconoscibile, e l'inesprimibile, di una esperienza oscura e dilemmatica come è questa dell'ignoto che l'aridità semantica del linguaggio psicopatologico definisce gelidamente esperienza di estraneità: collegata con un disturbo della coscienza dell'io come è stata genialmente tematizzata nei suoi aspetti formali da Karl Jaspers.)

Una diversa realtà

L'ignoto come enigma, e anzi come mistero, come realtà che nasconde in sé una realtà più profonda che non si può decifrare nella sua donazione di senso se non alla luce di una radicale intuizione eidetica.

Nel suo libro autobiografico, *Si le grain ne meurt*, André Gide narra un episodio della sua infanzia [13] che ci dice splendidamente come una realtà si sostituisca ad una realtà più profonda, e come dalla quotidiana percezione di un paesaggio, quando cambiano gli stati d'animo, rinasca luminosa e sconvolgente una realtà ignota. In un giorno d'estate Gide, allora bambino, faceva una passeggiata con la sua giovane governante cogliendo fiori in una valle silenziosa; ma, non vedendola più e temendo che si fosse allontanata, la cercava ansiosamente con lo sguardo fino a quando, dall'ombra oscura di un frassino, la giovane riemergeva alla luce del sole. Teneva fra le braccia un fascio di spiree, e sorrideva; dando a Gide la sensazione di vedere l'estate stessa. "Perché ridi", questa la sua domanda, e questa la gaia risposta della giovane: "Perché sono viva", ed è una così bella giornata. La valle, fino ad allora silenziosa e acquatica, cambiava fisionomia e si riempiva radiosa negli occhi stupefatti di Gide "di amore e di felicità". Così J.H. van den Berg [13], autore di splendidi testi di psichiatria fenomenologica, commenta il brano autobiografico di Gide: "Chi vuol sapere ciò che accade nel mondo psicologico di una persona, dovrebbe cercare di *immedesimarsi completamente nella situazione*, e stare attento a non giudicarne in modo troppo affrettato, da spettatore. Chi si immedesima nella situazione di Gide *vede* insieme a lui una nuova valle, dove la luce del sole è veramente più dorata, e realmente le tinte dei fiori son più vivaci". La bellezza della valle, la sua immagine luminosa, sarebbe rimasta nascosta agli occhi di Gide se non gli fosse stata rivelata nel suo splendore dalle parole, dallo sguardo e dai gesti della giovane governante; e, solo quando questo cambiamento è avvenuto, il mondo, i paesaggi dell'anima si sono immediatamente illuminati nei loro aspetti perduti, o nascosti, e l'ignoto si è rivelato nella sua smagliante epifania. (Sono cose che accadono, o almeno possono accadere, tante volte in vita, ma alla sola condizione che i nostri occhi siano magari bagnati di lacrime: come diceva Hermann Broch.)

Questa diversa realtà non si manifesta, o almeno non è raggiungibile, se non nella misura in cui noi non si sia monadi isolate dalle porte e dalle finestre chiuse; ma monadi disperatamente aperte ad un dialogo senza fine con gli altri: con le loro emozioni e le loro attese, con le loro nostalgie e le loro speranze, con le loro ignote forme di vita. Se in Gide, e nella sua giovane governante, non si fossero intrecciate comuni emozioni, e comuni orizzonti di senso, non sarebbe potuta rinascere questa diversa ignota realtà che solo il linguaggio delle parole, e quello del corpo vivente, trasfigurati dalla luce dell'amicizia, hanno fatto scoprire agli occhi incantati e stupefatti dello scrittore francese. Le parole, e il gesto, della governante, alla quale Gide voleva bene, hanno cambiato l'immagine della valle che è divenuta immediatamente radiosa.

Momenti di essere

Questo è il titolo che è stato dato da Jeanne Schulkind ad una bellissima raccolta, uscita postuma nel 1976, di frammenti autobiografici [149] di Virginia Woolf dai quali rinascono esperienze vissute non lontane da quelle descritte da Hofmannsthal nei suoi testi sull'ignoto che appare.

I momenti di essere in Virginia Woolf sono squarci di luce (epifanie) che escono dal buio, e che mutano il senso delle cose: alternandosi con momenti di non-essere. Sulla scia di arcane e palpitanti intermittenze del cuore sgorgano dalla sua memoria ferita dal dolore improvvisi straziati *flashback* che si leggono con radente emozione. "Quand'ero bambina, dunque, le mie giornate, proprio come ora, contenevano una grande proporzione di questa ovatta, di questo non-essere. A St. Ives le settimane passavano senza lasciare su di me la minima traccia. Poi, per nessuna ragione, che io sappia, c'era uno shock improvviso, accadeva qualcosa con tale violenza, che non l'avrei più scordato." Ne rinasceva una sensazione di disperata tristezza: come se avesse preso coscienza della sua impotenza, e di qualcosa di terribile.

Sono momenti di essere, sono momenti eccezionali, così li definisce, che, accompagnandosi ad esperienze vissute di orrore e di crollo fisico, le consentivano di cogliere una dimensione del reale nascosta nelle apparenze: nella ovatta (nell'ignoto) della vita quotidiana. "Sento di aver subìto un colpo, ma non è più, come credevo da bambina, un colpo sferrato da un nemico nascosto dietro l'ovatta della vita quotidiana; è, o diventerà, la rivelazione di un ordine; il segno di qualcosa di reale al di là delle apparenze; sono io che lo rendo reale esprimendolo in parole. Solo con l'esprimerlo in parole gli do interezza; e questa interezza significa che ha perduto il potere di ferirmi; mettere insieme le parti staccate mi dà, anzi, una grande gioia, forse perché così facendo tolgo il dolore." Ma dietro alla ovatta si cela una *altra* realtà che ciascuno di noi intravede nei momenti, se ci sono, di contemplazione delle persone, e delle cose: come mi sembra dire Virginia Woolf. "Di qui arrivo a qualcosa che potrei anche chiamare una filosofia, o comunque all'idea che ho sempre avuto, che dietro l'ovatta si cela un disegno; che noi – tutti noi esseri umani – vi rientriamo; che il mondo intero è un'opera d'arte, e noi siamo parte dell'opera." L'ovatta non è, forse, il velo che si cala sulle cose che noi viviamo: sull'ignoto che ci circonda, e ci immerge nella oscurità dalla quale sgorgano di volta in volta fasci di luce inebriante: momenti di essere?

Il tempo, il tempo vissuto, il suo dilatarsi e il suo franare, il suo scorrere vertiginoso dal passato al futuro e il suo arrestarsi nel presente, è una delle parole tematiche della vita e dell'opera di Virginia Woolf; e il presente, il presente che si fa fonte inaudita di conoscenza del reale, e dei suoi nascondimenti, riemerge da un altro brano di queste memorie: alla data del 20 giugno 1939. "Il passato ritorna soltanto quando il presente scorre così liscio che pare la superficie scorrevole di un fiume profondo. Allora si vede attraverso la superficie fino nel fondo. In quei momenti ritrovo la soddisfazione più grande, che non è di pensare al passato; ma di vivere più appieno il presente. Perché il presente, se ha dietro il passato, è mille volte più profondo, di quando ti preme così da vicino che non puoi sentire altro; quando la pellicola della macchina fotografica raggiunge l'occhio soltanto. Ma per sentire il presente che scorre sopra le profondità del passato è necessaria la pace. Il presente deve essere liscio, abituale. Per questa ragione – perché distrugge la pienezza della vita – qualunque rottura – come cambiare casa – sconvolge; rompe; svuota; trasforma la profondità in schegge taglienti sottili." Cosa c'è di reale in tutto questo, e vivremo mai una vita vera? Sono domande che Virginia Woolf fa al marito, e poi dice di scrivere al fine di ritrovare il senso del presente nell'ombra che il presente getta sulla superficie frantumata delle cose. "Lasciatemi scendere di nuovo in quella corrente, come un bimbo che avanzi scalzo in un fiume freddo": cosa hanno a che fare queste parole dolorose e smarrite che sembrano annunciare, o almeno presentire, quello che è avvenuto il 28 marzo 1941: il giorno del suicidio nelle acque del fiume Ouse? Non lo so: ma il presente, se ha dietro di sé il passato, come può a volte non scorgere le ombre che sgorgano dal futuro? Non ci sono risposte al mistero insondabile del vivere e del morire: del morire che è anteposto al vivere.

L'ignoto nella vita quotidiana

Nella realtà quotidiana l'esperienza dell'ignoto ci accompagna con le sue inquietudini e le sue ombre in molte situazioni esistenziali e sociali, e siamo chiamati a riconoscerla, e ad accettarla, con temeraria determinazione. Le forme dell'ignoto, e le sue metamorfosi, sono vaste e imprevedibili, e cosa avviene in noi, in ciascuno di noi, quando l'ignoto, risalendo dalle sue insondabili profondità, riemerga nella sua improvvisa evidenza fenomenica negli incontri che abbiamo con persone amiche, o con persone sconosciute? Anche conoscendo bene una persona, a volte, un bagliore negli occhi, o un'ombra nello sguardo, ci rivela immediatamente la presenza in lei di qualcosa di sconosciuto, di qualcosa di ignoto, con le sue ombre e con i suoi adombramenti; e allora quali risonanze emozionali rinascono nella nostra vita relazionale: angoscia, paura, timore e tremore, tristezza, malessere, sfiducia, o invece solo sorpresa, stupore, interrogazioni senza fine, immedesimazione immaginativa, attese? O qualcosa di quello che Hofmannsthal ha rivissuto, e tanto mirabilmente descritto, risuona anche nel nostro cuore?

Queste sono le linee temerarie e frammentarie del mio discorso che ritrova il suo senso ultimo nella radente immaginazione di Hofmannsthal (ma anche in quella eterea di Virginia Woolf): nella tesi che nel presente si nasconde sempre la fiamma bruciante e delfica dell'ignoto che, manifestandosi, potrebbe cambiare tutto. Questa immagine dilata, e universalizza, il modo di essere dell'ignoto, delle aree profonde e oscure, indicibili e ineffabili, terribili ed epifaniche, silenziose e sconvolgenti, che lo contrassegnano, e lo immergono nel fluire infinito del tempo e della vita. Non c'è solo l'ignoto che appare nel volto e nello sguardo di uno straniero lacerato dall'angoscia, e dal dolore, e non c'è solo l'ignoto che è nella follia, e la costituisce come forma altra della nostra esistenza; ma c'è anche l'ignoto che è in noi, e non ci consente di riconoscere fino in fondo i nostri pensieri, e le nostre emozioni. Non è questo l'ignoto che vive senza fine in noi, e negli altri da noi, nella luce e nel silenzio dei paesaggi dell'anima, e che, se sapessimo svelarlo nel suo mistero, potrebbe mutare il senso di tutto, della nostra vita, e delle nostre disperate riflessioni sul vivere e sul morire?

La follia come epifania dell'ignoto

La follia è forma di vita che nelle sue enigmatiche scansioni fenomenologiche sfugge continuamente ad ogni sua spiegazione razionale, e gelidamente scientifica. Benché si conoscano i sintomi, che la contrassegnano abitualmente, molte aree oscure ed enigmatiche, e molte maschere, sono presenti nella follia. Sia quando abbia la fisionomia clinica di una esperienza depressiva, o quella, ancora più sfuggente e inafferrabile nella sua sintomatologia e nella sua evoluzione, di una esperienza schizofrenica, la follia è immersa in laghi oscuri e ignoti che la allontanano dai nostri comuni paradigmi ermeneutici; ed è necessario ricercarne le epifanie, le rivelazioni, nascoste.

L'ignoto, che abbaglia e acceca gli occhi della ragione calcolante, risale improvvisamente da sintomatologie cliniche, solo in apparenza banali e scontate, che ne sono illuminate. L'ignoto, che appare già all'inizio della malattia, e poi nel suo decorso, ci fa pensare a tante cose: ai malintesi in cui si cade quando ci limitiamo a guardare alla superficie delle cose senza cercare di cogliere cosa si nasconda nella profondità delle nostre esperienze; ai pregiudizi, così facilmente radicati nella nostra vita, che ci portano a considerare come dotate di senso solo le situazioni, e le circostanze, immerse nella *clarté* cartesiana, e non quelle sommerse dalle ombre e dalle penombre delle emozioni ferite; e infine alle angosce dalle quali siamo lacerati quando ci confrontiamo con la realtà della follia, e dell'ignoto che l'accompagna, senza intravederne le donazioni di senso così ostinate e così resistenti, così nascoste e così palpitanti di vita.

La follia non rinasce in noi nella sua magmatica e straziata epifania se non quando sia accolta nella sua fragile dimensione umana, e sia considerata come espressione di una metamorfosi esistenziale dotata di senso, e immersa in una disperata nostalgia di ascolto e di dialogo, che è comune ad ogni nostro umano destino. Solo in questa prospettiva la follia si salva nel suo mistero, e nella sua dignità.

L'ignoto che temiamo

Non è la fredda conoscenza razionale, che può aiutarci a decifrare il senso della follia, dell'ignoto che è in lei, ma la conoscenza emozionale: la intuizione fenomenologica. Il grande sconfinato tema dell'ignoto, delle cose che ci sono sconosciute in vita, e che non sempre è possibile conoscere fino in fondo, ricompare nelle sue scie dolorose nel cuore della follia che, del resto, fa parte della vita come umana incandescente possibilità: enigmatica e oscura, umbratile e rapsodica, dolorosa e straziante: cifra straziata di fragilità e di sensibilità, di gentilezza d'animo e di nostalgia d'amore: le bellissime parole di Manfred Bleuler [24] che ha ridato alla follia la sua radicale connotazione umana, e la sua profonda esigenza di dialogo psicoterapeutico.

(Ci sono cose ignote che vorremmo chiarire, e decifrare, senza che ci sia possibile farlo, e ci sono cose ignote che non vorremmo conoscere perché ne temiamo i contenuti; e ogni volta è necessario essere sinceri con noi stessi: rifuggendo da mistificazioni e da ipocrisie. Non desideriamo conoscere cosa sia la follia, né come nasca, né come si svolga nel tempo, essendo ossessionati dal timore che, se guardiamo a fondo nella nostra interiorità, riscopriamo in noi quelli che ne sono considerati i sintomi: l'angoscia e la tristezza, la paura e il dolore dell'anima, il silenzio e la inquietudine, la solitudine e l'esperienza del fuggire inarrestabile del tempo, la perdita di senso nella vita e il timore della morte. L'ignoto che temiamo, e l'ignoto che desideriamo mantenere nel suo segreto, e nel suo silenzio; l'ignoto che ci fa paura e l'ignoto che ci difende, e ci custodisce; l'ignoto che, come una notte impenetrabile, nasconde le verità che ci fanno male, e ci consente di non sapere nemmeno se ci siano in noi attese e speranze, angosce e inquietudini dell'anima, o delusioni: le feroci delusioni che alimentano i deserti insalvabili dell'anima. I confini dell'ignoto, dell'ignoto che appare e dell'ignoto che nasconde, e confonde, ci immergono in una condizione di stupore senza fine.)

L'ignoto che viene da lontano

Vorrei ora riflettere sulla fenomenologia dell'ignoto radicata nella situazione umana e sociale del dialogo, del colloquio, dell'incontro, fra noi e gli altri da noi che giungano inquieti e nostalgici da terre lontane, e approdino, accolti o rifiutati, su queste nostre spiagge disperatamente desiderate.

Mondi, che ci sono sconosciuti nelle loro emozioni e nella storia della loro vita, nelle loro illusioni e nelle loro disillusioni, nella loro stremata indigenza e nella loro ghiacciata solitudine, si incontrano con i nostri mondi che noi stessi non sempre conosciamo nelle loro dimensioni emozionali, e nella loro disponibilità alla accoglienza. Ma è possibile immaginare modi comuni di vivere insieme, e di costruire insieme una società giusta e umana, che riconosca e rispetti la dignità di chi approda a queste terre, e la nostra dignità? E come non pensare ancora alla importanza che l'ignoto assume quando ci incontriamo con questi destini di vita e di costume così diversi dai nostri, e così difficili da conciliarsi, e da armonizzarsi, gli uni con gli altri? Noi siamo estranei alla loro soggettività e ai loro mondi, alla loro immaginazione e ai loro progetti, segnati da fiumi di angoscia e di disperazione, di attese e di speranze ferite; e loro sono estranei ai nostri mondi e ai nostri progetti di vita. Ma, vorrei chiedermi, siamo abituati, siamo educati, a riflettere su esperienze di vita, come queste, oggi così frequenti, e così continuamente rimosse, o cancellate?

L'ignoto, del resto, fa paura, e lo *standard* di vita sociale dominante non ci consente nemmeno di arrestarci un attimo nella corsa febbrile alle incombenze quotidiane, alla ricerca di beni materiali, alla sospensione di ogni faticosa e dolorosa analisi interiore di quello che noi siamo, e di quello che sono gli altri. Ci sembra ogni volta che non valga la pena di perdere tempo nel capire e nel cercare di decifrare l'ignoto da cui siamo circondati; essendo molto più semplice e molto più comodo rifiutare le realtà, e le aree tematiche, dell'ignoto in noi e negli altri da noi.

Ancora una volta un tema, questo sulla enigmatica esperienza dell'ignoto, che ci confronta con la ininterrotta esigenza di scendere nelle regioni segrete della nostra interiorità, e di riflettere sul senso del dolore e della solitudine, del vivere e del morire.

I linguaggi dell'ignoto

Quali sono i linguaggi, i modi di essere e di apparire, gli adombramenti di senso, dell'ignoto che nasce, e rinasce, senza fine nelle relazioni che noi abbiamo con questi mondi diversi dal nostro, con il mondo di chi, da terre lontane e sconosciute, approdi alle nostre terre, alle nostre spiagge, sulla scia di speranze ferite e di illusioni che si sovrappongano alle dilaganti sofferenze, e alle dilanianti indigenze? Il loro linguaggio non è il nostro linguaggio, ma di quale linguaggio sto parlando? Del linguaggio delle parole, che solo lentamente si può almeno in parte apprendere, ma c'è anche il linguaggio del corpo, del corpo vivente, che è sorgente infinita di rimandi, e che ci mette in comunicazione con il mondo esprimendo emozioni talora irraggiungibili dal linguaggio delle parole. Il linguaggio del corpo si fa ovviamente indispensabile quando non è possibile il linguaggio delle parole; e questo avviene nell'incontro con mondi a noi stranieri. Il corpo fisico, il corpo anatomico, non parla, e parla invece il corpo vivente, il corpo che significa, e lo fa attraverso il volto, gli occhi, gli sguardi, i gesti, di cui si ha bisogno per vivere, o almeno per sopravvivere.

Così, un modo radicale di oltrepassare i confini che separano il mondo della immigrazione, quella africana che è la più dolorosa e arrischiata, dal nostro mondo, è quello di portare alla luce della conoscenza le emozioni, gli stati d'animo, le attese, che il linguaggio del corpo ci rivela nei loro aspetti tematici. I modi di essere, e i modi di apparire, dell'ignoto si fanno allora meno oscuri, e meno incomprensibili, quando si sia capaci di ascolto e di pazienza, di silenzio interiore e di stupore, di speranza; e ne nasce una qualche fragile e umana possibilità di dialogo nel silenzio delle parole, e nei bagliori del linguaggio del corpo. L'ignoto, quando si incomincia a conoscerlo, non può non lasciare intravedere le aree emozionali che sono comuni a noi e agli altri da noi, e che rendono visibili le tracce dell'umano, dell'umano che grida nell'angoscia e nel dolore, nel silenzio e nella speranza, e che resiste ad ogni angoscia, e ad ogni disperazione. Diradare le aree dell'ignoto non può non essere compito, anche, di ogni psichiatria che abbia a che fare con la tristezza e la paura, la inquietudine del cuore e la disperazione, la malattia talora come conseguenza dello sradicamento, e della nostalgia.

Il tempo e l'ignoto

Noi viviamo nei roveti ardenti della nostra solitudine, dell'ignoto che è in noi e negli altri, e non possiamo non chiederci ogni volta se sia possibile intravederne, e coglierne, l'immagine oscura ed enigmatica che nasconda in sé gli abissi della gioia, o quelli dell'angoscia e della disperazione. Cose, queste, che si accompagnano alla nostra vita, e di esse abbiamo nondimeno coscienza soprattutto quando l'ignoto sia quello che sgorga dai volti, e dai modi di comportarsi, di persone lontane ed estranee al nostro mondo culturale.

Ma vorrei ora chiedermi come, con quale rapidità, o con quale lentezza, il tempo, il tempo dell'io, non il tempo del mondo, scorra nella vita interiore di chi, lasciando le terre di origine, salga a bordo di imbarcazioni insicure, e troppo spesso inadatte a sopravvivere alle acque ribelli e imprevedibili del Mediterraneo. Il tempo, che precede la partenza, sarà un tempo lento e vischioso nelle sue estenuanti attese, nelle sue angosce, nelle sue speranze recise e nelle sue feroci illusioni; e questo tempo si infrange sugli scogli di partenze che sembrano non avvenire mai, progettate e poi disattese, in una cascata straziante di promesse crudelmente non mantenute, senza fine ribadite e magari cancellate. Ma nel cammino verso l'ignoto, l'ignoto dei luoghi ai quali si approderà, e l'ignoto dei modi in cui si sarà accolti, o rifiutati, quali saranno le scansioni del tempo interiore, del tempo dell'io, del tempo dell'anima? Le ore non passeranno mai, e i minuti diverranno ore, divorate dall'attesa e dall'angoscia, e il cuore sarà dilaniato dalla nostalgia e dal timore che l'imbarcazione non raggiunga la meta: le spiagge disperatamente desiderate.

Noi, lontani da queste terribili prove e da questa morte incombente, ci abituiamo facilmente, troppo facilmente, ad avvenimenti così dolorosi e quasi inimmaginabili nella loro crudeltà; e di questo, di tutto questo, dovremmo ricordarci quando il destino ci fa incontrare persone, che abbiano vissuto esperienze laceranti, come queste, e che non possano nemmeno comunicarle ad altri: noi immemori, o inconsapevoli, indifferenti, o noncuranti, di tragedie che dovremmo tenere ben presenti nelle nostre giornate spensierate, e incapaci di riflessione e di meditazione, di ascolto e di colloquio, di amicizia e di solidarietà. Quante ferite sanguinanti si nascondono nell'ignoto che è nei volti e negli sguardi, nei modi di implorare un gesto di vicinanza e il fragile dono di un sorriso, delle persone straniere che non hanno più patria.

Non posso non pensare a queste possibili modificazioni nella esperienza del tempo, del tempo vissuto, nelle sue alternanze e nelle sue oscillazioni, nelle sue vertigini e nei suoi smarrimenti, che dilaniano il cuore di chi parta nell'angoscia del viaggio senza fine, e nel timore di non giungere ad un approdo; e non posso non pensare alla radicale importanza di corrispondere, almeno in parte, a queste modificazioni della esperienza interiore del tempo: se vogliamo illuminare di senso le ombre dell'ignoto.

La nostalgia della patria perduta

Ma nella vita di chi si sia allontanato dalla propria terra, fonte di dolore e di povertà, non ci possono non essere tracce, ignote e apparentemente rimosse, di una acuta nostalgia della patria perduta. Non c'è solo la nostalgia come esperienza delle cose che sono state, e ora non sono più, ma c'è anche la nostalgia della patria perduta dalla quale si è stati sradicati. Certo, oggi, il fenomeno dello sradicamento, della perdita delle radici, ha assunto dimensioni epocali, e la sua comprensione psicologica e umana, storica e sociologica, non è possibile senza tenere presenti gli sconvolgimenti emozionali che ne conseguono. L'essere sradicati, l'essere immersi in un mondo che ci appare inconoscibile e ostile, è una esperienza che ciascuno di noi può fare nel corso della sua vita, quando si cambia, o si è costretti a cambiare, un luogo amato di residenza, ed è una esperienza che, nutrita di radente nostalgia, ci consente di immaginarne e di riconoscerne le ombre infinitamente più laceranti e sconvolgenti in esistenze che non hanno più terra, e non hanno più patria, e che ne sono alla ricerca disperata di una altra sconosciuta.

La nostalgia fa parte della vita, anche di quella straziata dal dolore di chi fugga dalla patria originaria, e non c'è vita che non sia attraversata dai sentieri enigmatici della nostalgia, e delle sue emozioni sorelle, la malinconia, il dolore dell'anima, il rimpianto; e molte sono le forme con cui la nostalgia si manifesta nelle sue intermittenze, e nei suoi orizzonti di senso. Andare alla ricerca delle emozioni, delle emozioni perdute, non è solo compito di chi si occupa di una psichiatria fenomenologica ma di chiunque viva nel mare sconfinato delle relazioni umane così complesse, e così dilemmatiche, quando, in particolare, abbiano a che fare con esistenze abituate a contesti culturali, e familiari, radicalmente diversi da quelli comuni al mondo occidentale.

Sì, la nostalgia è una esperienza che fa parte della vita, e che non può non rinascere nel cuore di chi si sia indotto a lasciare la propria patria, nella speranza, o nella illusione, di un ritorno non di rado impossibile; e non si comprende fino in fondo il dramma di ogni forma di emigrazione, come di ogni forma di follia, e di solitudine umana, se non si riconosce la presenza in esse della nostalgia nella sua radicale significazione umana, e nella sua trascendenza. Lo dicono in un altro contesto le parole straziate e luminose di Dietrich Bonhoeffer.

(La storia terribile del Novecento, in Germania, ci ha fatto conoscere sradicamenti che portavano a perdere la propria famiglia, e la propria patria interiore, e che si accompagnavano a forme laceranti di nostalgia. La immagine di una nostalgia vertiginosa e indicibile nel suo dolore sgorga arcana e straziata, ma redenta, da quello che Dietrich Bonhoeffer ha scritto [27] dal carcere berlinese di Tegel. "Semplicemente, dobbiamo attendere e ancora attendere, soffrire indicibilmente per la separazione, provare nostalgia fin quasi ad ammalarci – e solo in questo modo manteniamo viva la comunione con le persone che amiamo, sia pure in modo molto doloroso. Un paio di volte nella mia vita ho provato nostalgia [*Heimweh*]; non c'è dolore peggiore; nei mesi che ho trascorso in questa prigione ho avuto alcune volte una nostalgia [*Sehnsucht*] terribile." Alcuni mesi più tardi la condanna a morte veniva eseguita, Dietrich Bonhoeffer aveva trentanove anni, ma le sue parole in noi non moriranno mai nella loro indicibile straziata incandescenza umana ed etica, ed esse ci dicono, le ho voluto citare per questo, come la nostalgia sia uno stato d'animo ineliminabile dalla condizione umana anche nelle ore più dolorose della vita.)

La dignità ritrovata

Non potrei non inoltrarmi in queste riflessioni sull'ignoto, sulle sue forme espressive e sulle sue maschere, sulle sue apparizioni e sulle sue evanescenze, senza confrontarmi con il grande ed inesauribile tema della dignità umana come categoria dello spirito. Ci sono infiniti modi, oggi, di ferire e di sfregiare la dignità della persona umana, e infinite forme di vita corrono il rischio di essere scalfite, e di essere negate, nella loro dignità. Cose ovvie e banali, e quanto dimenticate, e rimosse, nelle nostre esistenze divorate dalla fretta e dalla indifferenza, dalla indolenza e dalla impazienza, dalla cascata inarrestabile dei pregiudizi che mistificano, e deformano, la realtà.

La diversità di tradizioni e di cultura, di linguaggio e di risposte emozionali, la indigenza e le ferite strazianti dell'anima, ci possono rendere estranee e sconosciute le persone che giungono da terre straniere, ma ancora più radicale è il rischio di non accoglierle nella loro diversità: nella loro dignità, e nella loro libertà interiore. La paura, e l'inquietudine, dinanzi a mondi della vita, così apparentemente incomprensibili ai nostri sguardi, non di rado sgorgano in noi al di là di ogni nostra intenzione; ma è nostro dovere prendere coscienza di queste nostre involontarie reazioni emozionali, e cercare di razionalizzarle, così da consentirci di non mancare mai di gentilezza e di ascolto, di attenzione e di solidarietà. Nulla di nuovo sotto il sole, certo, e nondimeno sono necessarie una grande pazienza e una continua immedesimazione nelle aspirazioni e nelle attese, nelle speranze recise e nelle illusioni, ancora più dolorose, e lancinanti, di chi giunga da continenti lontani; e c'è bisogno di armonizzare le nostre e le loro reciproche discordanze di espressione e di comportamento. Solo così le incrostazioni emozionali, che si sovrappongono alle ignote realtà con cui ci incontriamo, incominciano lentamente a franare; consentendoci di coglierne le acute nostalgie di dialogo e di colloquio, e di creare una reciprocità emozionale fra noi e gli altri.

La dignità di una persona, il suo diritto al rispetto, sono assoluti e inviolabili: anche, e soprattutto, quando la sua fragilità e la sua debolezza, la sua indigenza e la sua desolazione, la sua perdita di ogni bene materiale, siano estreme. Solo se non verrà meno nei nostri cuori la coscienza della comunità di destino, che ci lega gli uni agli altri, ci sarà possibile nonostante ogni nostra diversa formazione culturale intravedere il senso di quello che ci è ignoto: curandone le ferite, anche le più profonde e le più sanguinanti, che sono le più segrete e le più nascoste, le più ignote e non di rado le più invisibili.

L'ignoto fa parte della vita

Cosa ho cercato di dire di una esperienza così oscura, e così enigmatica, così dilemmatica, e così ambivalente, come è questa dell'ignoto nella vita di ciascuno di noi, e in particolare nella vita che ci viene incontro nella situazione psicologica e umana dell'esilio, o della emigrazione? Solo alcune cose: indicare, fra l'altro, come i confini dell'ignoto, delle cose ignote che ci circondano, sono molto vasti, e fanno parte, al di là di ogni nostra diversa cultura, del mondo che tutti abbiamo in comune. L'ignoto si manifesta senza fine in noi e fuori di noi; benché non sia facile né riconoscerlo né decifrarlo nelle sue complesse parabole semantiche: nelle sue segrete e affascinanti epifanie che attendono con ansia e con stupore, con tristezza e con smarrimento, di essere conosciute, e di essere almeno intraviste nella loro simbologia.

L'ignoto è insomma il motivo tematico di una realtà nella quale siamo ogni giorno immersi: senza esserne sempre consapevoli, e senza essere sempre capaci di decifrarne il senso. L'ascolto dell'ignoto ci consente di avvicinarci al senso radicale e profondo della migrazione, e della solitudine, delle attese, della paura, delle speranze recise, della insicurezza, che le accompagnano, e hanno bisogno di accoglienza, di tolleranza, di pazienza, non sempre facili, e nondimeno sempre possibili.

Le ombre dell'ignoto

Mi sembra di potere dire che sia necessario guardare alla realtà, in cui viviamo, come ad una realtà stratificata, nella quale si intrecciano e si confondono motivi strutturali molteplici: evidenti e oscuri, semplici e complessi, omogenei e disomogenei, statici e dinamici, normali e patologici. La realtà, la realtà delle relazioni in cui siamo immersi, ci sfida continuamente ad analizzarla e ad interpretarla nelle sue segrete e ignote articolazioni tematiche; e la cosa assume una significazione umana e sociale radicale nel cuore delle persone che partano dalle loro terre natali, e che approdino alle nostre con le loro angosce e le loro sofferenze: con le ombre dell'ignoto che sono in loro. Non è facile, lo vorrei ripetere, entrare in contatto conoscitivo ed emozionale con loro se non ci abituiamo ad accogliere, e a cercare di chiarire, queste ombre con leggerezza di cuore e con gentilezza, con umanità e con pazienza; scandagliandone i grovigli di desideri e di angosce, di ribellione e di impazienze, di timidezza e di indifesa riconoscenza. Sono situazioni psicologiche e sociali così frequenti, e così complesse, così dilaganti oggi, e così profondamente collegate le une alle altre, che solo un cammino di profonda partecipazione emozionale agli avvenimenti, che si snodano in noi e accanto a noi, consente di riconoscere e di accogliere nei loro significati.

L'ignoto è davvero una stella polare che, anche nelle notti oscure più profonde, risplende con la sua luce timida e discreta che non si spegne mai, e che illumina il nostro cammino lungo il corso di una vita aperta alla solidarietà e alla speranza, all'ascolto e alla accoglienza, al rispetto ardente e inflessibile di ogni altro umano destino e alla difesa coraggiosa della dignità che è categoria esistenziale ineliminabile da ogni vita.

Sconfinamenti semantici

Quanti sconfinamenti semantici si nascondono in una esperienza apparentemente così enigmatica, e così evanescente, come è la esperienza dell'ignoto, alla quale sono state dedicate le pagine di questo capitolo.

L'ignoto non può non essere decomposto, e destratificato, nelle sue diverse dimensioni. L'ignoto, così genialmente tematizzato nelle sue fondazioni esistenziali da Kafka e da Hofmannsthal, non è l'ignoto al quale vanno incontro le persone che giungano da terre lontane e sconosciute, e delle quali, della loro angoscia e della loro insicurezza, della loro tristezza e della loro disperazione, delle loro problematiche psicologiche e umane insomma, non possono non occuparsi almeno in alcuni casi la psichiatria, e la psichiatria transculturale che ha a che fare con le correlazioni fra contesti culturali extraoccidentali ed esperienze psico(pato)logiche. Ma l'ignoto continua a fare parte dei modi di essere della follia che, nonostante ogni spiegazione razionale della sua sintomatologia, ha in sé insondabili nuclei tematici sconfinanti nella inconoscibilità, e in fondo nel mistero del dolore, e dell'infinito dolore dell'anima in particolare.

Sono forme, modi di apparire, dell'ignoto che mi è stato possibile analizzare e descrivere sulla scia della impostazione fenomenologica di un discorso che concluderei ora chiedendomi se ciascuno di noi non possa disperatamente desiderare che le aree di ignoto a noi immanenti siano riconosciute, e siano svelate, nei loro significati ma anche, talora, che queste aree siano mantenute segrete. Così, non ha forse ciascuno di noi il diritto ad essere rispettato nelle sue luci e nelle sue ombre, nella sua malinconia e nella sua timidezza, nella sua riservatezza e nella inconoscibilità dei suoi sentimenti? E cosa sono questi stati d'animo se non immagini dell'ignoto che è in noi, e che accettiamo di svelare nei suoi bagliori solo quando ci sentiamo accolti nel rispetto della nostra libertà, e della nostra dignità?

Come è facile allora che la dignità umana, intesa ovviamente nella sua significazione etica, e non in quella giuridica, sia ferita nella nostra vita, nei suoi momenti di fragilità e di debolezza in particolare, quando ci si senta chiamati a rivelare qualcosa dell'ignoto, che è in noi, e non si sappia distinguere quando sia l'ora di farlo, e quando non lo sia. Ancora una volta solo la intuizione, la sensibilità, la capacità di immedesimazione, la grazia che illumina le ombre, consentono di scegliere fra l'una e l'altra cosa.

3. Il male di vivere

Come è possibile seguire senza timore e tremore la condizione depressiva di una giovane paziente, Francesca, che non voleva accettare cure farmacologiche, ed era divorata dal fascino della morte volontaria? La storia della sua vita è il tema di una mia esperienza di cura che si è snodata lungo un anno con colloqui senza fine che non potevano essere scanditi dal tempo dell'orologio, dal tempo della clessidra, ma solo dal tempo interiore, dal tempo vissuto, che ha suoi insondabili andamenti. Un anno di straziata condizione depressiva in Francesca, e un anno di ininterrotta partecipazione al suo destino di dolore, e di nostalgia della morte volontaria, non mai impossibile. Un anno nel quale mi sono confrontato con questa giovane paziente che nei suoi stati d'animo e nei suoi pensieri, nei suoi gesti e nella sua fragilità, testimoniava di una fierezza d'animo e di una dignità straordinarie; benché incrinate dalla tristezza e dall'angoscia, dalle lacrime e dalla disperazione, mai nondimeno gridate e sempre nutrite di interiorità, e di rispetto di sé e degli altri.

Sono esperienze con le quali mi sono confrontato in vita, come vorrei ancora una volta ripetere, a partire dagli anni infinitamente lontani in cui ho incominciato a lavorare in ospedale psichiatrico a Novara; incontrando destini femminili radicalmente contrassegnati dalla tristezza, dalla malinconia, e dalla depressione: sono denominazioni che possono essere considerate equivalenti, e che si adombrano nella stremata metafora del male di vivere. Se ci si immedesima negli abissi dell'anima depressiva, non si sfugge alla sensazione che ci sono modi sempre nuovi di ammalarsi di depressione; e quella di Francesca ha avuto una fenomenologia diversa da quelle psicotiche che ho descritto in altri miei libri.

Un fragile sorriso

Nel primo incontro con Francesca mi sono trovato dinanzi ad una giovane donna di trentacinque anni dal volto segnato e lacerato da una grande tristezza, e da una grande angoscia. Un fragile sorriso ne attraversava di tanto in tanto il volto; ma rapidamente dissolvendosi. La storia della sua vita, ricostruita nei suoi momenti essenziali, si era venuta svolgendo senza discontinuità, e senza grandi esperienze di dolore, in un contesto familiare contrassegnato dalla presenza dominante della madre, e da quella scolorita del padre. Molto legata alla sorella minore, si sposava a venticinque anni: questi dieci anni di matrimonio si svolgevano in un contesto di amore reciproco fra lei e il marito; ma la sua vita cambiava improvvisamente e radicalmente quando la sorella, madre di due bambine, moriva di morte volontaria.

La sventura, quella che solo nelle parole riarse e laceranti di Simone Weil ritrova una sua possibile definizione, scendeva sulla vita di Francesca: spezzandone il cammino, e desertificandone l'anima. La sua vita non aveva più senso, e si svolgeva in un tempo interiore dal quale si allontanava il futuro, e nel quale non esisteva se non il passato: sigillato dalle notti oscure della colpa immaginaria. Al suicidio, alla morte volontaria, alla ultima speranza talora rimasta dinanzi alla solitudine che nasce dalla scomparsa di una persona amata, non è facile sfuggire: quando ne consegua una radicale fenomenologia depressiva, come è stata quella di Francesca che è riuscita nondimeno a sottrarsi alla stregata fascinazione della morte dalla quale è stata accompagnata nel corso dei lunghi mesi della malattia, della sua straziata fatica di vivere, del suo male di vivere.

In cammino

Del doloroso cammino di Francesca vorrei ora parlare: nella speranza che in lei si possa guardare alla tristezza, alla malinconia, alla depressione, la definizione clinica che inaridisce il fuoco ardente e lacerante delle emozioni ferite dal dolore e dalla sventura, come ad una esperienza umana nella quale ne va del senso del vivere e del morire. Non mai come nell'accompagnarla nel suo cammino di dolore, nel trascorrere con lei il tempo della malattia, mi è sembrato di lambire gli orli degli abissi; quasi temendo di esserne trascinato dentro, e non riuscendo fino alla fine a liberarmi da questa angoscia.

Sono cose, che si rivivono, quando ci incontriamo con esperienze depressive, che nascano sulla scia di dolorose esperienze della vita, e che, come quella di Francesca, siano tematizzate dalla tristezza, dalla angoscia di vivere, dalla perdita di senso nella vita, e dalla fascinazione della morte volontaria, ma senza esperienze deliranti di colpa che si accompagnano ai sintomi emblematici di una radicale chiusura autistica. La condizione depressiva di Francesca rientra in situazioni umane e psicopatologiche facilmente ferite nella loro sensibilità e nella loro fragilità: dicendo cose che non dovremmo dire, facendo domande che non dovremmo fare, frantumando silenzi che dovremmo rispettare, divenendo prigionieri del tempo della clessidra: senza aprirci al tempo interiore, al tempo vissuto, che cambia profondamente nelle condizioni depressive di vita. Sono situazioni, ancora, nelle quali chi cura e chi è curato non possono non essere ancorati ad una comunità di cura che voglia essere una comunità di destino.

L'immagine di Francesca, del suo volto e delle sue lacrime, delle impennate di tristezza e di angoscia, di dolore e di fragili speranze, che si sono alternate in lei nel corso di questo tempo infinito, non si è mai cancellata dalla mia memoria; facendomi riflettere senza fine sulla fenomenologia e sulle metamorfosi della depressione, e del dolore che è in essa. Non si dovrebbe finire mai di pensare il dolore, di osservarlo e di descriverlo, di coglierne le stratificazioni e le oscillazioni semantiche, di cercare di ritrasferirlo in noi, nella nostra vita emozionale e nella nostra immaginazione, e di sapere testimoniare a chi sta male risonanze emozionali che nascano dal cuore, e siano nutrite di ascolto e di accoglienza.

Quali parole dire

Non ho potuto non constatare subito la sensibilità e la gentilezza, la tenerezza e la dolcezza, la capacità di analizzarsi interiormente e di immedesimarsi negli stati d'animo degli altri da sé, l'intelligenza e l'intuizione, che erano in Francesca, e che non riuscivano nondimeno a frenare il fascino doloroso della morte volontaria che già da qualche mese la dilaniava. Non ho potuto non chiedermi ancora quali parole dire, quali emozioni esprimere, quando la posta in gioco era la vita o la morte, il vivere o il morire. Le parole sono labili ed effimere, impalpabili e fugaci, e, sia pure morendo nel momento in cui sono pronunciate, la loro eco arrischiata e misteriosa non si spegne nel segreto del cuore, come dice Emily Dickinson [50]:

Una parola muore
Appena è detta
Dice qualcuno –
Io dico che comincia
Appena a vivere
Quel giorno.

Il tema degli incontri non poteva se non essere la terra desolata del dolore, del dolore incandescente, del dolore acuto e del dolore cronico, del dolore dagli andamenti laceranti, o dagli andamenti strascicati e lenti, che si associava al desiderio di morire, come conseguenza del senso di colpa per non avere saputo evitare il suicidio della sorella. La tristezza e l'angoscia la accompagnavano in ogni colloquio, ma mai narrazioni ripetute, e invece sempre nuove, e sempre animate da immagini e da metafore mai scontate, e mai banali. Le ombre del suicidio oscuravano la sua vita, e non sono mancati tentati suicidi che nascevano sulla scia di cascate fiammeggianti di angoscia e di disperazione; ma in ogni momento della sua vita, anche quando era contrassegnata dagli impulsi autoaggressivi, non venivano mai meno le tracce di una luminosa dignità umana. Le speranze talora sembravano illuminare le notti oscure dell'anima ma rapidamente si dissolvevano; non lasciando dietro di sé se non braci che lentamente si spegnevano: morendo.

La vita di Francesca ci dà una altra immagine di una depressione che affonda le sue radici nella sventura legata alla perdita di una persona cara; una altra modalità di dare voce al dolore e all'angoscia; una altra lacerante fenomenologia del dolore dell'anima che divora ogni speranza, e ogni illusione.

Le parole di Francesca

Vorrei ora richiamarmi alle parole di Francesca che ci portano nel cuore della sua malinconia, della sua vita improvvisamente spezzata dalla morte della sorella amata e dalla conseguente perdita di ogni orizzonte di senso: inutilmente ricercato, e ritrovato solo alla fine della malattia. Si sentiva sommersa da emozioni incontrollabili e tumultuose che la trascinavano nel gorgo di indicibili esperienze di vuoto: dilatate dal dolore di non avere figli. Le lacrime scendevano sul suo volto inondandolo, e macerandolo, così da renderlo ancora più etereo, e più pallido. Si diceva perduta nel dolore di una sventura che sentiva solo sua. I ricordi della sorella, della sua giovinezza e della sua tenerezza, le riempivano le giornate e le notti; imprigionandola in una solitudine dalla quale non riusciva ad uscire se non in brevi effimeri momenti che rapidamente si inaridivano, e svanivano. Continuava a considerare inutile ogni somministrazione farmacologica che le sembrava inconciliabile con il suo dolore esistenziale, e con la sua motivata disperazione.

Laureata in scienze economiche era faticosamente impegnata in un lavoro che non la realizzava, e che svolgeva solo come impegno morale al quale doveva obbedire. Una vacanza, desiderata come fuga dai luoghi del dolore, invece lo accresceva: ne parlava piangendo, sommersa dai ricordi che l'avevano vista in vacanza in quegli stessi luoghi con la sorella, e le sue bambine. Continuava a pensare al suicidio, a farla finita, anche se il pensiero di lasciare solo suo marito l'angosciava. A giorni, accompagnati dall'attesa in qualcosa che cambiasse il suo stato d'animo, si succedevano giorni in cui il tempo si arrestava in un presente immobile che sconfinava continuamente in un passato ferito dalla nostalgia. Gli errori della sua vita, così li chiamava, dilatati dalla coscienza di colpa, rinascevano, e la rendevano sensibile al richiamo della morte volontaria che incombeva con vertiginose cascate di tristezza e di angoscia. Stando bene, le piaceva leggere, ore e ore perdute nella lettura dei grandi romanzieri francesi e russi, ma questo oggi non le era più possibile, e sentiva di scendere negli abissi del dolore e della disperazione, della negligenza e della fatica di vivere, della sofferenza e della insonnia. Inutile era ogni invito ad accettare farmaci antidepressivi; e non restava se non ascoltare, accogliere le zolle di silenzio, che talora dilagavano, ma senza spegnere la invisibile traccia di un colloquio, e di un dialogo.

La fatica di trovare parole gentili e immateriali, delicate come le voleva Nietzsche, era grande; e solo l'intuizione, che si nutre della conoscenza emozionale, e non certo di quella razionale, mi aiutava nel non ledere, e nel non fare naufragare, il fragile ponte che unisce sia pure precariamente la vita interiore di chi cura, e quella di chi è curato; alla ricerca di una salvifica comunità di cura.

Una qualche riflessione

Su ogni colloquio incombeva l'ombra inespressa del dolore e della fatica di vivere; e questo non poteva non immergermi nel lago oscuro della inquietudine agostiniana: cosa forse indispensabile nel sottrarre ai ghiacciai della tecnica e della indifferenza la relazione di cura, così facile e così difficile, così palpabile e così impalpabile, così afferrabile e così inafferrabile, così dicibile e così indicibile. La nostalgia della sorella, la immedesimazione nei motivi che potevano averla indotta al suicidio, la rievocazione dei giorni felici della comune giovinezza e delle comuni speranze nel destino di vita delle due bambine, si sono intrecciate le une alle altre fino a quando la depressione non si è conclusa. Ma, trascorsi sei mesi, le cose non si erano ancora stabilizzate: l'angoscia e la tristezza, il desiderio di morire e la nostalgia della sorella, la insonnia e il rifiuto della farmacoterapia, il venire meno di ogni slancio vitale e la impossibilità ad avere relazioni di amicizia, andavano e venivano in oscillazioni imprevedibili, e dolorose, che lasciavano in Francesca ferite sempre aperte e sanguinanti.

Ogni colloquio non si arenava nondimeno mai in quelle sabbie mobili, così frequenti in psichiatria, nel corso delle quali si fa fatica a rintracciare temi e argomenti dotati di risonanze emozionali, e di senso psicoterapeutico; e la presenza lacerante e continua della condizione depressiva non le impediva di parlare del suo dolore e della sua angoscia, e di chiedere aiuto.

Come è difficile, non posso non insistere su questo, non tanto ascoltare, quanto ripensare ogni volta a parole nutrite di silenzio, e animate di speranza, di una speranza che non sia eco di speranze mondane, futili e illusorie, ma immagine di una speranza contro ogni speranza alla quale aggrapparsi nelle notti oscure dell'anima. Francesca non si sentiva di incontrare se non persone a lei vicine in un comune dolore e in una comune fragilità. A luglio, ancora, sono passati sei mesi da quando avevo incominciato a seguirla, c'erano giornate che diceva molto infelici; non avendo sicurezze, non avendo più una famiglia che includesse anche le bambine della sorella, non avendo più radici, e sentendosi di tutto questo colpevole.

Ancora le parole di Francesca

La disperazione e l'angoscia sembravano tornare ad essere quelle di prima; e le sue parole lo dicevano. "Avverto di nuovo un crollo, e mi sento sprofondare nel vuoto. Cosa si salva del mio futuro, e delle mie speranze? Sono tentativi disperati e inutili quelli che cerco di fare per uscire dal baratro in cui mi trovo. Non sento nulla, e non ho palpiti." Il volto era divorato dall'angoscia e dalla disperazione; e a nulla servivano le parole, e l'ascolto. La vedevo ogni settimana, e la sentivo al telefono nei giorni infrasettimanali, ma le idee autoaggressive continuavano ad essere presenti.

Ai primi di agosto c'erano ancora laceranti esperienze di dolore, di dolore dell'anima e di dolore del corpo, immerse in continue riflessioni sul senso del vivere e del morire, ma ora accettava, sospendendola nondimeno subito dopo, una farmacoterapia antidepressiva. "Ho fatto, ho fatto, tante cose senza senso; e domenica urlavo dalla disperazione. C'era un senso di fallimento in me, e il tempo era come vuoto. Mi trovavo in stato confusionale, e i farmaci mi sono insopportabili"; e poi una dolorosa riflessione: "Ho perso l'ingenuità". Mi sono chiesto cosa mai volesse dire una immagine, come questa, e non ho potuto non pensare che la condizione depressiva non consenta più di cogliere la realtà (il mondo della vita) nella sua immediatezza, e nella sua spontaneità. Veniva meno ogni invito a riprendere antidepressivi; e solo le mie parole nomadi ed esitanti hanno cercato di arginare le ripetute ricadute nell'angoscia e nella tristezza: nella perdita di senso della vita. Mi parlava del dolore profondo che la torturava, e che rinasceva ogni volta che qualcosa, una lettera ad esempio, le ricordasse la sorella. Non riusciva a frenare le lacrime che sembravano talora attenuare le cascate di dolore, e di tristezza. "Mi sento indifesa e aggredita, come se subissi una violenza terribile, e non ho più interlocutori. Ho solo mio marito ma non posso trascinarlo nel gorgo della mia depressione. Ho anche sogni terrificanti, e tutto questo mi fa stare male, e mi ferisce il cuore." Ogni volta non potevo non essere impressionato dalla capacità di Francesca di analizzare, e di descrivere con un linguaggio riarso dal dolore, le sue emozioni e la sua fatica di vivere, le sue speranze lacerate e la sua dipendenza straziata dalla immagine, e dai ricordi, della sorella che riviveva immutata nella memoria: una memoria agostiniana che teneva custodite in sé esperienze di vita, vicine e lontane, capaci di rinascere immediatamente sulla scia di associazioni improvvise.

Alla fine di settembre, le cose sembravano migliorare: mi parlava, sì, ancora di angoscia e di tristezza, di desiderio di morire: idee che nascevano, e si spegnevano. Nei lineamenti del volto non c'erano più le ombre, e le notti oscure dell'anima, che li avevano contrassegnati nel lungo e lento scorrere degli incontri che si succedevano alla ricerca di qualcosa che la aiutasse a resistere: a resistere alla tristezza e all'angoscia, alla solitudine e alla disperazione, al richiamo della immagine stremata della sorella, e alla fascinazione della morte volontaria. "Le mie notti sono ora più tranquille, la mia disperazione non è più intensa come prima, sono meno sprofondata negli abissi, i racconti della memoria li metto fra parentesi, e voglio ricominciare la mia vita partendo da mio marito e da me. In questi mesi è come se fossimo stati sommersi dalla nebbia, e adesso cerco di costruire dei muri."

Ai primi di novembre le cose cambiavano ancora più sensibilmente. "Quando si sta meglio, si guarda il mondo con altri occhi. Sono stata a cena con le mie compagne di scuola, e ciascuna di noi ha parlato della sua vita: delle sue attese e delle sue speranze ferite. Ho ripreso a leggere, ho sempre letto molto: romanzi ma anche libri di storia. Quale cambiamento: un'altra vita oggi: il circolo delle amicizie mi aiuta: rinasce il futuro, e rinasce la speranza."

La sintomatologia depressiva si allontanava, e gli orizzonti di senso della vita si riaprivano alla speranza; e l'amore per le due bambine della sorella, che le tornavano ad essere molto vicine, le consentiva di vivere con esse, e in altro modo, la morte della sorella: nell'orizzonte di una esperienza religiosa che, scomparendo la depressione, rinasceva viva e intensa, aiutandola a ridare un senso alla vita, e a riscoprire relazioni umane significative.

Si guarisce

Così si concludeva un cammino di cura che si è esteso un intero anno, e che mi ha confrontato con un destino di dolore e di angoscia, di tristezza e di male di vivere, che ogni giorno si accompagnavano alla scelta possibile della morte volontaria. Forse mai nella mia vita in psichiatria mi è avvenuto di vivere un così lungo periodo di tempo in una così stretta relazione simbiotica con una paziente. Sì, certo, in ospedale psichiatrico questo avveniva ma in un contesto in cui si lavorava con responsabilità condivise; e, dunque, senza un esclusivo impegno personale sia in ordine alla cura sia in ordine alla valutazione del rischio di suicidio. Non si finisce mai, in psichiatria, di fare esperienze apparentemente analoghe a quelle già fatte, e invece radicalmente nuove: almeno in alcuni loro aspetti essenziali.

Ma non posso non fare, a questo punto, una altra considerazione. Quando si guarisce da una forma di vita depressiva, la tendenza abituale in ogni paziente è quella di rimuovere il ricordo della malattia, di cancellarla dalla memoria: come se non fosse mai stata vissuta. Francesca, nella misura in cui la depressione stava guarendo, mi diceva di volere mettere fra parentesi le cose che aveva sofferto, le parole che aveva detto, e quelle che aveva ascoltato, nella stagione così dolorosa della sua vita. La depressione è malattia tanto oscura, e tanto straziante, che si capisce come i pazienti nulla vogliano ricordare di essa. (Non so se questo periodo della sua vita sia stato da Francesca completamente cancellato in ogni suo aspetto, e in ogni suo significato, anche in quello che ha riguardato il cammino di cura svolto insieme; ma questo è quello che di solito avviene.) Cose radicalmente diverse da quelle che si hanno nel corso di una esperienza psicotica, quella schizofrenica, nella quale non viene mai meno il ricordo delle sofferenze e delle angosce che sono state vissute; ed è questo ricordo che rende frequente in essa la ricerca del suicidio, non nel corso della malattia, ma a distanza di qualche tempo dalla avvenuta guarigione clinica.

La forma di vita depressiva e quella schizofrenica non si distinguono solo nella loro sintomatologia clinica radicalmente diversa e nel loro decorso, ma anche nel diverso modo di ricordare, o di dimenticare, il tempo della malattia, e di pensare, e di giungere, alla morte volontaria che è una possibilità dolorosamente radicata nella condizione umana.

Alcune domande

Ambiguo significato del dolore, del dolore dell'anima, del dolore depressivo. Come illudersi di trovare un qualche significato in una condizione depressiva che, indicibilmente trafitta dal dolore, trascina i pazienti alla disperata ricerca di una salvezza che talora si identifica nella scelta di consegnarsi alla morte? La solitudine, e l'angoscia, il dramma di un confronto senza fine con il vivere e il morire, che fanno parte di ogni vita depressiva, cambiano qualcosa nella storia della vita di una paziente? La rimozione della malattia, del tempo della malattia, indurrebbe a pensare che essa non possa cambiare nulla nella vita di una persona depressa; ma forse non è sempre così. L'avere sofferto non solo non passa mai ma accresce la sensibilità, e la disposizione a comprendere il dolore degli altri, e a trovare le parole che siano a loro di aiuto. Certo, vorrei augurarmi che le esperienze depressive vissute da Francesca consentano a chiunque incorra in una condizione depressiva di riconoscersi nelle ferite dell'anima, nelle angosce e nelle inquietudini del cuore, nelle insicurezze e nelle incertezze, ma anche nella sensibilità e nella fragilità, nella gentilezza d'animo e nella tenerezza, nelle attese e nelle speranze, che fanno parte di ogni forma di vita depressiva. Ma vorrei ancora dire, ripensando a Francesca, che valutare la possibilità, o la probabilità, del suicidio nel corso di una depressione che si estenda nel tempo, è cosa quanto mai problematica e difficile.

Non basta ascoltare con febbrile attenzione le cose che vengono dette, e cercare di intravedere quali concordanze, e quali discordanze, ci siano fra il linguaggio delle parole e il linguaggio del corpo vivente, del volto e degli sguardi. Sapere, o almeno intuire, che in questa, o in quella paziente, vivano le ragioni della speranza metafisica, della speranza che san Paolo ha così mirabilmente descritta, è una delle cose che consente a chi sta male di non giungere alla realizzazione del suicidio. Ma nella consapevolezza che, quando l'angoscia abbia a sgorgare vertiginosa e inafferrabile dall'anima ferita dal dolore, allora anche le zattere della speranza, della *Espérance* cantata da Charles Péguy [112] nella sua opera più sconvolgente e immemoriale (*Le mystère de la charité de Jeanne d'Arc*), possono naufragare; e le cose sono imprevedibili. Ma non muoia mai in noi la coscienza della dignità, con cui ogni persona depressa rivive il suo cammino di dolore, e del dovere che abbiamo di rispettarla fino in fondo in ogni suo momento.

I limiti dell'esperienza

Accompagnarsi al destino di un vivere e di un morire, che fanno parte di una depressione come quella di Francesca, è una esperienza fra le più dolorose che in psichiatria si possa fare. L'avere avuto in cura lungo l'infinto trascorrere degli anni pazienti depresse, l'esperienza che ho potuto farne, aiuta a conoscere la malattia; ma in psichiatria questo non basta. Non essendoci una sola depressione, ma molti modi di essere depressi, l'esperienza è talora un ostacolo alla comprensione fenomenologica delle cose: nel senso che non consente di intravedere quello che c'è di nuovo in sintomatologie cliniche in apparenza le une uguali alle altre. Solo bruciando i vascelli immobili delle nostre esperienze è possibile allora avvicinarsi al cuore di una condizione depressiva: cogliendone le connotazioni tematiche, e le metamorfosi.

Non so nemmeno se basti l'esperienza a farci scegliere quali parole (parole fragili e impalpabili, parole prosciugate e ferme, parole flessibili e mutevoli, parole umbratili e silenziose, parole delicate e gentili, parole di attesa e di speranza, parole che nascano dalla ragione e dalla intuizione, parole dal lento passo di colomba che, lo diceva Nietzsche, cambiano il mondo, e parole dal veloce passo di gazzella, parole salvifiche e parole astratte) sia di volta in volta necessario dire, o non dire. Solo le sonde fragili e sfibrate della intuizione ci fanno (forse) trovare le parole che non siano logorate, o pietrificate, dalla esperienza, e possano aiutare i pazienti nella loro fatica di vivere.

Ma la psichiatria non può nemmeno fare a meno della poesia quando si confronti con esperienze umane, ancora prima che non psicopatologiche, come sono la tristezza, la malinconia, la depressione che le include nella sua definizione clinica; e, allora, vorrei citare una poesia [71] di Hermann Hesse nella quale sia possibile intravedere le radenti tracce di una condizione depressiva *non* lontana (direi) da quella che è stata vissuta da Francesca.

La poesia (*Tristezza*), bellissima, è questa:

Le cose che ancora ieri ardevano
sono oggi consacrate alla morte.
Cadono fiori su fiori
dall'albero della tristezza.

Li vedo cadere, cadere
come neve, sul mio sentiero,
i passi non risuonano più,
il lungo silenzio si avvicina.

Il cielo non ha stelle,
il cuore non ha più amore,
tace la grigia lontananza,
il mondo si fa vecchio e vuoto.

Chi può proteggere il suo cuore
in questo tempo oscuro?
Cadono fiori su fiori
dall'albero della tristezza.

Dall'albero della sua arcana tristezza, che sembrava non finire mai, quanti fiori sono caduti nel corso della vita di Francesca, e quante cose, che ardevano, si sono perdute; e nondimeno l'albero della tristezza, dopo avere perduti tutti i fiori, ha ripreso lentamente a rifiorire, e il lungo silenzio si è venuto sciogliendo nel rinascere della speranza. Ma in lei, affacciata ai bordi degli abissi di una morte volontaria febbrilmente desiderata, la tristezza ha inondata la sua vita nei lunghi mesi della malattia; ritrovando nondimeno alla fine la speranza: una speranza che non rinasce, forse, dalla poesia di Hermann Hesse. In ogni caso, e ancora una volta, la poesia, *una* splendida poesia, aiuta a conoscere il modo di essere di una emozione, di una *Stimmung,* quella tematizzata da una condizione depressiva, che fa parte della vita, e che ne contrassegna l'ombra e la grazia.

Gli stati d'animo

Nella area vasta e complessa delle sintomatologie depressive ci sono forme diverse, e una di esse nasce, come in Francesca, sulla scia di esperienze dolorose, di relazioni frantumate, di sogni svaniti, di speranze infrante: immersa nei laghi oscuri della angoscia e della disperazione, della stregata tentazione di suicidio. È una condizione depressiva che si distingue, da una parte, dagli stati d'animo depressivi, e, dall'altra, dalle depressioni con esperienze deliranti: di colpa in particolare. Oggi, certo, non si fa se non parlare di depressione, in psichiatria e non solo in psichiatria, confondendo, e mescolando insieme, queste diverse modalità di ammalarsi.

Ma, prima di delineare nei suoi aspetti clinici la condizione psicopatologica di Francesca, vorrei ricordare che gli stati d'animo depressivi non sono se non dolorose esperienze emozionali: radicate nella fragilità costitutiva della condizione umana, e *non* patologiche. Sono stati d'animo che si identificano nel modo di essere della malinconia così splendidamente descritta da Giacomo Leopardi nella lettera [90] del 30 aprile 1817 a Pietro Giordani: "A tutto questo aggiunga l'ostinata nera orrenda barbara malinconia che mi lima e mi divora, e collo studio s'alimenta e senza studio s'accresce. So ben io qual è, e l'ho provata, ma ora non la provo più, quella dolce malinconia che partorisce le belle cose, più dolce dell'allegria, la quale, se m'è permesso di dir così, è come il crepuscolo, dove questa è notte fittissima e orribile, è veleno, come Ella dice, che distrugge le forze del corpo e dello spirito".

Questa malinconia si accompagna a ferite dell'anima ma non so se sia meglio non averle mai incontrate nella nostra vita. Non sono (forse) ferite che testimoniano di una umana sensibilità al dolore: al dolore che è stato, o è in noi, e al dolore che è stato, o è, negli altri? Sono domande, anche queste, alle quali ciascuno di noi dà le *sue* risposte: risposte che nascono dalle nostre disposizioni d'animo, dalle nostre naturali inclinazioni e, in fondo, dal nostro destino, al quale non è facile sfuggire. Ma, se non è questo il nostro destino, non ci sarà facile immedesimarci nella vita interiore altrui, ricrearne con l'immaginazione creatrice le esperienze segrete e le passioni nascoste, le angosce e le tristezze, le nostalgie e i rimpianti, che sono incomprensibili alla ragione calcolante.

La condizione depressiva in Francesca

La condizione depressiva di Francesca non rientra nell'area di quella che è la malinconia leopardiana, e nemmeno nell'area di quella che è la depressione psicotica: quella che ha contrassegnata la storia della vita di Anna e di Maria Teresa che sono le pazienti delle quali ho scritto nei miei libri sulla depressione. Le discordanze radicali fra una condizione depressiva, come è stata quella di Francesca, e una condizione depressiva psicotica, riemergono drasticamente dalle esperienze vissute di questa mia paziente. "La verità è che c'è stata veramente la colpa. La colpa consumata. Rimane il frutto della colpa. Una verità dolorosissima. Ho questa colpa che mi rode l'anima. Ogni colpa può essere cancellata ma non questa. Non perda tempo con le sue cure: a me non spettano se non la prigione e il castigo. Gli uomini né perdonano né dimenticano. Non ho più fede né speranza; ma io la pace e la speranza le ho perdute per sempre. Non si può vivere senza speranza come non si può vivere senza pace. Voglio assistere anch'io al processo che mi stanno facendo. Non ho detto la verità. Ma io vado per difendermi in tribunale."

Come è facile constatare, le esperienze depressive (psicotiche) di questa paziente, mi sembra di rivederla ancora oggi dopo tanti anni nella sua angoscia che la divorava, non hanno nulla a che fare con quelle depressive non psicotiche di Francesca. Non mi è possibile ancora non dire come dinanzi a sintomatologie francamente depressive, psicotiche e non psicotiche, la farmacoterapia antidepressiva, che Francesca non ha voluto, sia necessaria; mentre, dinanzi agli stati d'animo depressivi, la cura è quella psicoterapeutica.

Quando la depressione, una depressione che come quella di Francesca sia ai confini fra una depressione-stato d'animo e una depressione psicotica, scende nella nostra vita, non può non nascere il desiderio ardente di solitudine e di silenzio. Non si riesce a vivere in pubblico, non si ama essere visti, ci si rinchiude nella propria interiorità, e non si desidera parlare. L'anelito al nascondimento porta a tenersi lontani dalla gente, anche da quella che si conosca, e a desiderare solo la quiete e il silenzio.

A questo riguardo vorrei ricordare le bellissime pagine [85] che da Søren Kierkegaard sono state dedicate alla solitudine e al silenzio in un suo testo, *Stadi sul cammino della vita,* splendidamente tradotto da Ludovica Koch. Sono pagine intessute di malinconia, della malinconia che il filosofo danese ha conosciuto luminosa e lacerante insieme, e che su di essa ha scritto cose indimenticabili nella loro dimensione fenomenologica e umana. Non c'è malinconia, non c'è condizione depressiva, nella quale non ci sia un indicibile desiderio di silenzio e di solitudine, e questo è stato il desiderio di Francesca; ma solo le mirabili pagine kierkegaardiane ci consentono di capire gli orizzonti di senso della solitudine e del silenzio a cui aspira una vita sigillata dalla condizione depressiva: dalla malinconia.

"Nel Bosco di Grib c'è un posto che si chiama Angolo degli Otto Sentieri; lo trova solo chi lo cerca attentamente, poiché nessuna carta lo riporta. Perfino il nome sembra contraddittorio, giacché come può l'incrocio di otto sentieri formare un angolo, come può ciò che è pubblico e frequentato conciliarsi con ciò che è appartato e nascosto? E se la trivialità, da cui il solitario rifugge, prende il nome dall'incrocio di appena tre vie, cosa sarà mai quella provocata dall'incrocio di ben otto vie? Eppure è così: vi sono veramente otto sentieri, ma molto solitari; lontani dal mondo, nascosti, dissimulati, si arriva nei pressi di un recinto che si chiama Recinto della Sfortuna. La contraddizione del nome rende il luogo ancora più solitario, proprio come la contraddizione rende sempre solitari."

La solitudine è la cifra segreta e luminosa di questo posto incantato. "Gli otto sentieri, il continuo via vai sono solo una possibilità, una possibilità per il pensiero, poiché nessuno passa per questo sentiero al di fuori di un insetto, che si affretta ad attraversarlo *lente festinans*; nessuno lo frequenta, tranne il viaggiatore frettoloso che si guarda intorno, non per cercare un essere umano, bensì per sfuggirli tutti; o il fuggitivo che neppure nel suo nascondiglio avverte nel viaggiatore il desiderio di ricevere messaggi, il fuggitivo raggiunto solo dalla pallottola mortale, che spiega l'immobilità attuale del cervo, ma non la sua irrequietezza di prima; nessuno percorre questo sentiero tranne il vento, di cui non sappiamo da dove venga né dove vada."

Sono parole di una grazia e di una leggerezza stellari, che ci parlano di un silenzio e di una solitudine impalpabili, e sognanti, che si desiderano ardentemente in ogni condizione depressiva. Sono parole alle quali se ne aggiungono altre di arcana bellezza. "O spirito gentile, che abiti questi luoghi, grazie per aver sempre protetto la mia quiete, per le ore trascorse inseguendo le rimembranze, per il tuo nascondiglio, che io chiamo mio! La quiete si estende come un'ombra man mano che cresce il silenzio: che magico incantesimo! E com'è inebriante quella pace! Quale che sia la rapidità con cui l'ubriaco porta alle labbra il bicchiere, la sua ebbrezza non cresce rapidamente come quella che viene dalla quiete, che aumenta a ogni secondo. Ma il contenuto di quel bicchiere inebriante non è che una goccia a confronto con il mare infinito del silenzio, a cui bevo io. E come l'ebollizione di tutti i vini del mondo è una pallida illusione al confronto della fermentazione sempre più effervescente del silenzio! Ma, come con l'ebbrezza, basta che si parli – e come scompare rapidamente!"

Sono parole, queste, fra le più belle e misteriose che mai siano state scritte sul silenzio e sulla solitudine, e sono parole che dicono di quale solitudine, e di quale silenzio, si abbia bisogno quando la malinconia, la tristezza, la depressione insomma, scenda nel nostro cuore. Come potevano sgorgare queste parole se non dall'anima di chi, come Kierkegaard, abbia sperimentata la straziata realtà della malinconia nei suoi diversi volti, e nelle sue infinite metamorfosi? Solo se si sia conosciuta questa malinconia, si hanno parole che esprimano una così disperata nostalgia di solitudine e di silenzio, e un così febbrile timore di disturbare l'una e l'altra condizione emozionale: come ci dicono queste altre bellissime immagini. "La folla non ci rende colpevoli se siamo innocenti; ma la quiete della solitudine è sacra, quindi tutto ciò che la disturba è colpevole, e non v'è giustificazione che la casta frequentazione del silenzio, una volta violata, possa tollerare; non sa che farsene, come la verecondia delle spiegazioni. Che sofferenza ho provato quando, in preda a un dolore dell'anima, mi sono vergognato del crimine commesso: l'aver disturbato un solitario! Invano il pentimento cercherà di indagare sulla colpa, inesprimibile al pari del silenzio."

Certo, la malinconia cambia il nostro modo di vivere e di morire, di attendere e di sperare, di immergerci nel mondo e di staccarci dal mondo, di immedesimarci nelle emozioni e nell'angoscia delle persone con cui ci incontriamo; e nella conclusione di questo brano risplendono parole teneramente elegiache. "Dunque, bosco gentile, addio; addio, misconosciuta ora del meriggio, tu che non usurpi niente, che non vuoi essere un simbolo come l'alba, il crepuscolo e la notte, ma senza pretese ti accontenti umilmente di essere te stessa, lieta del tuo sorriso campestre!"

Non è possibile avvicinarsi alle sorgenti della solitudine e del silenzio se la nostra vita non si sia svolta, almeno per qualche tempo, accanto ad esistenze ferite dalla malinconia: dal dolore dell'anima.

Rispettare la dignità

La dignità di una persona stanca della vita, di una persona depressa, è ferita in molti modi: non considerandone la gentilezza e la fragilità, chiedendole di fare le cose che faceva prima, e che ora *non* può fare, invitandola a "tirarsi su", e sarebbe come invitare una persona, che abbia una gamba fratturata, a camminare, e ancora spronandola a leggere, ad alimentarsi, e ad essere allegra: cose a lei impossibili. Sono modi di agire, a cui siamo abitualmente inclini, e che sono radicalmente antiterapeutici: li dovremmo sempre evitare, medici, e non medici, genitori, e insegnanti, intralciano ogni dialogo, e ogni cura; e ne esce ferita la dignità umana così alta, e così fragile: così esposta ai venti gelidi della indifferenza, e della noncuranza. La dignità di ogni persona debole, di ogni persona depressa, malata e anziana, portatrice di handicap, è un bene intangibile che andrebbe drasticamente tenuto presente e rispettato in ogni condizione di vita; e vorrei augurarmi che questo mio discorso possa servire nel considerare quali siano le condizioni psicologiche e umane di ogni esistenza depressiva, e quali siano le cose che ciascuno di noi è chiamato a fare, e ad evitare, se si vuole rispettarne la dignità, e la libertà.

Ma la dignità, e la libertà, di una persona depressa è incrinata soprattutto, lo vorrei ribadire, dalle parole che diciamo: talora senza riflettere alle risonanze emozionali che ne conseguono. Le parole, le parole che fanno del bene, e quelle che fanno del male, le parole che cambiano il loro significato nei diversi contesti, le parole che ogni paziente, divorato dalla tristezza, attende, e teme, e infine le parole [28] che Dietrich Bonhoeffer ha così colto nella loro essenza: "Ogni parola vive e ha la sua origine in un determinato ambiente. La parola detta in famiglia è diversa da quella detta in ufficio o in pubblico. La parola che nasce dal calore di un rapporto personale si raggela nella fredda atmosfera delle cose pubbliche. La parola di comando, che è al suo posto nei pubblici servizi, nella famiglia distruggerebbe i vincoli della fiducia. Ogni linguaggio deve avere un luogo che gli è proprio e non uscirne"; e ancora: "Le parole non hanno più peso. Si parla troppo. Quando i confini tra vari linguaggi si cancellano e le parole non hanno più una loro radice, un loro ambiente, il linguaggio perde veracità e nasce quasi necessariamente la menzogna. Quando i diversi ordinamenti della vita non si rispettano più mutuamente, le parole divengono non più vere".

Sono riflessioni che sgorgano da una esperienza *altra* da quella psicopatologica, dalla esperienza di una teologia che ha condotto Dietrich Bonhoeffer al martirio nella Germania nazionalsocialista, ma che sono necessarie ad ogni relazione umana, e in particolare ad ogni relazione terapeutica. Non dimentichiamole, e teniamole luminose e vibranti nel nostro cuore, quando ci rivolgiamo a destini bruciati dal dolore dell'anima che, in ogni condizione di vita depressiva, anela ardentemente a parole sigillate dal silenzio e dal pudore, dalla luce interiore dell'attesa e della speranza, senza le quali non si vive.

L'ombra che appartiene alla luce

Come definire ora la dimensione fenomenologica della vita depressiva: della malinconia? Non si finisce mai di interpretare il modo di essere fenomenologico e antropologico della condizione depressiva, della malinconia, che la lingua tedesca definisce anche pesantezza dell'anima (*Schwermut*), nella quale si ha a che fare, come dice [65] Romano Guardini, con l'oscuro fondamento dell'essere: là dove *oscuro* non significa tenebra ma ombra che appartiene alla luce, e che con la luce forma il mistero della vita, così che dalla oscurità possano senza fine rinascere le figure luminose della grazia.

Sì, nella condizione depressiva, nella malinconia, o nella tristezza dell'anima, si rispecchiano l'ombra e la grazia: le due forme di vita, che talora sconfinano l'una nell'altra, e che Simone Weil nelle sue sfolgoranti intuizioni eidetiche ha così mirabilmente delineate nelle loro fondazioni esistenziali e metafisiche. Il dolore, l'angoscia, la disperazione, e il male di vivere, sono l'ombra che accompagna la nostra vita, e che dalla grazia, dalla gentilezza dell'anima, dalla accoglienza dell'invisibile, è trasfigurata, e redenta.

Così, nella condizione depressiva, nella malinconia, l'ombra e grazia si ricongiungono nella loro umanità, e nel loro mistero.

Il dialogo terapeutico

Come si articola, e come si costruisce, un dialogo terapeutico nell'area problematica e sconfinata delle esperienze psicopatologiche, e delle esperienze depressive in particolare? Non c'è dialogo possibile, in psichiatria, se non quando la relazione, originariamente *a*simmetrica, fra chi cura e chi è curato a mano a mano abbia a trasformarsi in una relazione la più possibile simmetrica; così che l'uno e l'altro, sia pure muovendo da modi di essere radicalmente diversi, possano incontrarsi alla ricerca di comuni orizzonti di senso. La cosa non è facile, certo, e nondimeno è possibile se siamo capaci di rivivere come nostra, e di coglierla nella sua radicale significazione *umana*, la sofferenza di chi sta male.

Ogni dialogo non diviene terapeutico se non quando sia presente in noi la coscienza del diverso modo di vivere il tempo e lo spazio in una condizione depressiva. Le parole, che noi diciamo, e quelle che noi ascoltiamo, cambiano il loro significato quando si confrontano con esperienze contrassegnate da un tempo e da uno spazio radicalmente diversi. Il tempo, il tempo vissuto, non vive nella depressione se non di presente e di passato, e non di futuro, e cambia in essa anche il modo di vivere lo spazio. Il desiderio di solitudine, di lontananza dal mondo delle persone e delle cose, e contestualmente il desiderio di comunicazione, di vicinanza a questo mondo, sono ambiguamente intrecciati l'uno all'altro; e solo la intuizione ci può dire quando sia l'ora di allontanarsi dai pazienti, e quando sia l'ora di avvicinarsi, nel contesto di uno spazio, che non è lo spazio geometrico, ma lo spazio vissuto. Si può essere interiormente vicini ad una persona anche se ne siamo lontani, e si può esserne lontani anche se le siamo vicini; e, così, l'incontro dialogico esige la presenza di una distanza morbida e flessibile che eviti sia una debordante vicinanza, una ossessiva empatia, sia una astratta lontananza che sarebbe vissuta come glaciale indifferenza. Sbagliare in questa scelta è molto pericoloso, e d'altronde non ci sono consigli pratici che aiutino a capire quale delle due diverse esperienze, la vicinanza e la lontananza, sia di volta in volta necessaria.

L'arcobaleno della speranza

Sono questi i sentieri terapeutici che ho cercato di percorrere nel cammino di ascolto che mi hanno infine consentito di essere di aiuto a Francesca nel farla uscire dall'angoscia e dalla disperazione, dalla nostalgia ferita e dal sole nero della dipendenza dalla morte volontaria. Certo, non dimentichiamolo mai, ci sono infiniti modi di vivere, e di morire, sulla scia di una condizione depressiva, e nondimeno vorrei pensare che la storia della malattia di Francesca, e del suo cammino verso la guarigione, possa essere utile a chi abbia sperimentata la dolorosa realtà della malattia depressiva: al fine di conoscerne meglio le dimensioni del dolore e della disperazione, ma anche le loro trasformazioni sintomatologiche, ed esistenziali.

Il diario (ancora una volta sono stato testimone di un diario di straordinaria intensità psicopatologica e umana) di Francesca dice come dalle ceneri della disperazione e dal desiderio della morte possa rinascere il fragile e arcano arcobaleno della speranza, della *espérance*, che riscatti le nostre comuni insignificanti speranze mondane, e che riesca a dare un senso al dolore, e anzi alla sventura. Le parole di Simone Weil, le sue parole immemoriali sulla sventura, si accompagnano idealmente a quelle di Francesca nel testimoniare dell'infinito del dolore, e dell'infinito della speranza, che si intrecciano, vivono e muoiono, anche nella disperazione, e nella tentazione della morte volontaria; e la psichiatria non può non riflettere su queste cose che rimandano alla comune fragilità e alla comune dignità della condizione umana.

Ma non vorrei concludere questo capitolo sulla malattia di Francesca, sulla sua malinconia, sulla sua tristezza, che sono liquide definizioni del suo dolore dell'anima e del suo male di vivere, del suo indicibile soffrire, senza citare una bellissima poesia [106] di Eugenio Montale nella quale, in risonanze semantiche diverse da quelle di altre poesie, si intravedono le regioni profonde di ogni umana disperazione dell'anima.

Spesso il male di vivere ho incontrato:
era il rivo strozzato che gorgoglia,
era l'accartocciarsi della foglia
riarsa, era il cavallo stramazzato.

Bene non seppi, fuori del prodigio
che schiude la divina Indifferenza:
era la statua nella sonnolenza
del meriggio, e la nuvola, e il falco alto levato.

Ancora una volta il linguaggio della poesia ci aiuta a conoscere qualcosa dell'indicibile che si muove in ogni anima incrinata, o lacerata, dalla tristezza e dal dolore, dalla angoscia e dalla disperazione: stati d'animo che si rispecchiano in una straziata e sfolgorante immagine come è questa del male di vivere.

III. La dignità salvata

Siedi alla finestra
e nevica –
i tuoi capelli sono bianchi
e le tue mani –
ma nei due specchi
del tuo viso bianco
si è conservata l'estate;
terra, per i prati sollevati all'invisibile
fonte, per i pavidi cerbiatti verso notte –

Ma gemendo cado nel tuo bianco
nella tua neve –
da cui lieve la vita s'allontana
come dopo una preghiera detta fino in fondo –

Oh, addormentarsi nella tua neve
con tutto il dolore nell'alito ardente del mondo.

Mentre le dolci linee del tuo capo
già sprofondano nella notte del mare
verso un'altra nascita.

Nelly Sachs, *Al di là della polvere* [123]

1. La gentilezza come forma di vita

Questa ultima parte del mio lavoro è dedicata alla fenomenologia della gentilezza, della mitezza, del sorriso e delle lacrime, considerate come forme di vita che ci aiutano a mantenere la nostra dignità, e a testimoniare della grazia che è in esse. Nel dire queste cose non potrei non richiamarmi a Iosif Brodskij, il grande scrittore russo, premio Nobel per la letteratura nel 1987, che in un bellissimo saggio [39], scritto nel 1995 poco prima della sua morte, ricollega la dignità umana alla gentilezza e alla civiltà dei modi. Le sue parole sono queste: "In ultima analisi, però, ciò che importa nella vita come sulla carta – con le azioni come con gli aggettivi – è quanto ci aiuta a mantenere la nostra dignità; la gentilezza e la civiltà dei modi lo fanno"; e ancora: "la gentilezza e la civiltà dei modi sono estremamente durature".

Ma, in un suo bellissimo libro [66], del 1963, Romano Guardini, questo grande filosofo e grande teologo dall'immensa cultura, aveva già ricollegata la gentilezza alla dignità umana: nel solco di alcune profonde riflessioni. La gentilezza, egli dice, consegna un contributo essenziale alla esistenza: alleggerisce le continue difficoltà della vita, ha riguardo per lo stato d'animo del nostro prossimo, sensibilità per la sua stanchezza, e attenzione alle sue richieste di aiuto; e, ancora più radicalmente, essa è "forma" che esprime un significato: quello della dignità che è premessa essenziale alla condizione umana. Una cosa non ha dignità, e solo la persona ha dignità; una cosa si può comperare, e si può vendere, la si può ricevere e regalare, utilizzare e distruggere; ma solo l'uomo è persona, e questo significa che non è mai sostituibile: il suo lavoro, sì, ma non lui stesso. Da ogni parte cresce il pericolo che l'uomo sia sempre più immerso nella gelida funzione di cosa, di oggetto, e la gentilezza tende ad essere ignorata, e rimossa, con la conseguente negazione del valore della dignità umana.

Sono parole, queste di Romano Guardini, che ci fanno ritrovare una comune fondazione etica alla gentilezza, e alla dignità della persona, e a sua volta la gentilezza si intreccia alla mitezza, al sorriso e alle lacrime, che fanno parte della civiltà dei modi.

Anatomia dell'anima

La psichiatria non si interessa solo di malattie ma di stati d'animo, di sentimenti, di emozioni, di passioni, di moti dell'anima, che sono esperienze umane diverse da quelle che hanno a che fare con la conoscenza razionale. Non si finisce mai di confrontarsi con l'arcipelago delle emozioni, delle passioni dell'anima, che, nel colloquio senza fine con la ragione, ci accompagnano lungo il cammino della nostra vita; cambiando, almeno in parte, e alternandosi, di età in età, e di situazione in situazione. Ad ogni emozione, ad ogni stato d'anima, corrisponde un diverso modo di essere nel mondo: come Martin Heidegger, il grande filosofo tedesco, ha dimostrato nei suoi libri rivoluzionari, e in particolare in *Sein und Zeit* (Essere e tempo). La vita emozionale è sconfinata, e in essa confluiscono emozioni complesse e arcane, ed emozioni semplici ed uniformi. Della gentilezza, di questa forma di vita impalpabile e segreta che può essere ricondotta alla area tematica dei sentimenti morali, delle emozioni, e delle passioni dell'anima, o a quella delle virtù, vorrei ora dire qualcosa; considerandola come una esperienza di vita della quale non si possa fare a meno se si crede nella dignità della persona.

Ci sono emozioni forti, come sono quelle dell'amore e dell'odio, della gelosia e della tristezza, dell'angoscia e della nostalgia; ed emozioni deboli come sono quelle della gentilezza e della delicatezza, della timidezza e della tenerezza, o anche della mitezza. Ci sono emozioni che ci aprono alla relazione con gli altri, e ci sono emozioni che ci riportano nei confini della nostra soggettività; rendendo impossibile ogni trascendenza. E, ancora, ci sono emozioni buone che dilatano la nostra interiorità, ed emozioni maligne che la svuotano di slancio vitale. Le emozioni dicono quello che avviene in noi, nella nostra interiorità, nella nostra anima. Le emozioni nascono immediatamente in noi: alcune le conosciamo, e altre ci sono oscure; ma dovremmo impegnarci a conoscerle sempre meglio: anche se non è facile. Lo dice sant'Agostino [2] nelle *Confessioni*: "Quale abisso l'uomo medesimo, di cui pure tu Signore conosci persino il numero dei capelli, senza che nessuno manchi al tuo conto. Eppure è più facile contare i capelli che i sentimenti e i moti del cuore".

La gentilezza è una disposizione d'animo che rientra nella area tematica della vita emozionale, delle emozioni, delle passioni dell'anima, distinguendosi radicalmente dalla vita razionale: dalla vita della ragione calcolante. Non dimenticando mai che ragione ed emozioni non sono l'una nemica dell'altra, e che ogni nostra decisione e ogni nostra azione sono determinate non solo razionalmente ma anche, e talora in misura decisiva, emozionalmente. Lo sostiene in un suo articolo Rüdiger Vaas [137] che dice come la kantiana "ragione pura", privata delle emozioni, non consenta in alcun modo di giungere alle decisioni migliori, e anzi possa portare alla insorgenza di sintomatologie psichiche. (Nello svolgere queste considerazioni egli si serve di argomenti ancorati alle risultanze delle neuroscienze; ma questo aspetto del suo discorso rimane estraneo alle mie riflessioni.)

Le risonanze umane e metafisiche di questo dialogo infinito fra i sentimenti e la ragione si rispecchiano enigmaticamente in una bella poesia [126] di Winfried Georg Sebald, l'autore di *Austerlitz*: un romanzo fra quelli che, una volta letti, e vorrei pensare che lo si abbia letto in tanti, non si possono mai più dimenticare, e che continuano a risuonare nella memoria con le loro scie liriche e arcane di indicibile fulgore.

Le prime tre strofe della poesia (*Poesia per un album*) sono queste: ascoltiamole, sì, ci sono in esse struggenti risonanze musicali.

I sentimenti amico mio
scriveva Schumann
sono stelle che solo
con cielo limpido
ti guidano ma la ragione
è un ago magnetico
che la nave sospinge
fino allo schianto

Quando con il mio dito inerte
più non posso suonare il piano
già allora principiò in me
la sventura

Pur se conosceste
ogni piega del mio cuore

ignota vi sarebbe
la pena che d'ore liete
il ricordo comporta

Immagini, echi, del destino infelice di Robert Schumann: della malattia, della follia, che ne ha straziata la immaginazione creatrice, e la vita.

Il mistero della gentilezza

La gentilezza è una esperienza umana ingiustamente considerata come sorpassata, nostalgica, e in fondo inutile: espressione di un'epoca in cui la vita sociale consentiva relazioni interpersonali scandite dalla pazienza e dalla compassione, dalle attese e dalla speranza. Ovviamente, non mi è possibile concordare con questa tesi, e invece con quella che la gentilezza renda la vita degna di essere vissuta, e che ogni vita, alla quale essa sia estranea, diviene gelida e desertica. La gentilezza è un modo di conoscere le persone, e un modo di prendersi cura di chi, stando male, ha bisogno almeno di una parola e di un gesto che rendano meno dolorosa la solitudine dell'anima. La gentilezza ancora ci consente di evitare le parole che feriscano, e inaridiscano la speranza, e ci fa intravedere le ombre della fragilità e del dolore, della tristezza e della angoscia, della nostalgia e della disperazione, che gridano, e chiedono aiuto nel silenzio. Non saremmo mai capaci di ascoltare queste grida se nel nostro cuore non abitasse la gentilezza: questa esperienza di vita così impalpabile e così segreta, così luminosa e così simile alle stelle del mattino: visibili solo agli occhi che a lungo sappiano guardare il cielo. Noi siamo soliti parlare delle emozioni forti, con le quali abbiamo a che fare ogni giorno, e ci dimentichiamo delle emozioni deboli, delle emozioni fragili, che sono ancora più significative, e più vicine al cuore, delle prime.

Certo, non potremmo non chiederci se la gentilezza sia un'emozione, un sentimento, una passione, uno stato d'animo, una forma di vita, o una virtù come la considera Romano Guardini, ma, al di là di queste diverse possibili definizioni, che non sono in fondo essenziali, vorrei ridire che la gentilezza d'animo rinasce dalla vita emozionale, e non dalla vita razionale, dalle pascaliane ragioni del cuore, e non dalla cartesiana ragione calcolante. L'essere gentili è in fondo un dovere: ci avvicina al segreto dei cuori, a quelli feriti dal dolore e dalla tristezza, dalla fragilità e dalla timidezza, dalla sventura e dalla malattia, e ci consente di essere mediatori di conoscenza, e di speranza.

La gentilezza non basta, ovviamente, ma, se non siamo capaci di essere gentili, la distanza che ci separa dal mondo della vita, in cui siamo immersi, e in particolare da chi disperatamente chieda aiuto, non sarà facilmente colmata.

La gentilezza è un ponte

La gentilezza ci consente di allentare le continue difficoltà della vita, le nostre e quelle degli altri, di essere aperti agli stati d'animo e alla sensibilità degli altri, di interpretare le richieste di aiuto che giungano non tanto dalle parole quanto dagli sguardi e dai volti degli altri: familiari, o sconosciuti. La gentilezza è un fare e un rifare leggera la vita, ferita continuamente dalla indifferenza e dalla noncuranza, dall'egoismo e dalla idolatria del successo, e salvata dalla gentilezza nella quale confluiscono, in fondo, timidezza e fragilità, tenerezza e generosità, mitezza e compassione, altruismo e sacrificio, carità e speranza. La gentilezza è come un ponte che mette in relazione, in misteriosa e talora mistica relazione, queste diverse disposizioni dell'anima: queste diverse forme di vita: queste diverse emozioni. Ma la gentilezza è un ponte anche perché ci fa uscire dai confini del nostro io, della nostra soggettività, e ci fa partecipare della interiorità, della soggettività, degli altri; creando invisibili alleanze, invisibili comunità di destino, che allentano la morsa della solitudine, e della disperazione, aprendo i cuori ad una diversa speranza, e così ad una diversa forma di vita.

La gentilezza non costa nulla

Non c'è cura, cura dell'anima e cura del corpo, se non sia accompagnata dalla gentilezza. Questo riguarda in particolare i modi di comportarsi, di ascoltare e di visitare, dei medici che conoscono bene le tecnologie più sofisticate ma che non sempre conoscono le tracce di quella gentilezza che renderebbe non solo più umane, ma più efficaci, le terapie, di qualsiasi natura esse siano. Ma in questo discorso dovremmo essere tutti impegnati, medici e non medici, nel senso che le quotidiane relazioni umane sono radicalmente influenzate dalla presenza, o dalla assenza, di una gentilezza palpitante e viva nei modi di essere, e nei modi di parlare. Quanti malintesi, e quante incomprensioni, quanti conflitti, e quante discordanze, quanti malumori, e quante violenze, si eviterebbero se in vita, nelle comuni relazioni interpersonali, non ci si dimenticasse di essere gentili. La gentilezza non costa nulla, e quanto sarebbe utile se fosse presente nelle famiglie e nella scuola, nel lavoro e nelle comuni relazioni quotidiane.

Cosa dice Romano Guardini [67] applicando le sue alte riflessioni teoriche alla interpretazione di pratiche e concrete modalità di comportamento? "Per citare un fatto particolare che ogni giorno si avverte, che però diventa tipico: ciò che rende così funesto il traffico stradale odierno è il fatto che in esso non esiste ancora alcuna forma di cortesia"; e ancora: "Fino a che non ve ne saranno, fino a che il singolo automobilista non avvertirà alcun sentimento che agisca spontaneamente nei confronti degli altri, dal quale nascano il rispetto, anzi l'offerta di aiuto, la polizia potrà fare tutto quello che vuole. Se le riuscirà di neutralizzare una qualche forma di mancanza di rispetto, al suo posto ne subentrerà un'altra".

Quante relazioni umane non si sfalderebbero con il passare del tempo *se* la gentilezza, che consente di immedesimarci negli stati d'animo degli altri, vivesse nel cuore delle persone; e questo perché la gentilezza è accoglienza e comprensione della finitudine dell'uomo: delle sue debolezze e delle sue fragilità, delle sue *défaillances* e dei suoi handicap, delle sue attese e dei suoi timori, delle sue angosce e della sua tristezza. Cose, queste, che la gentilezza del cuore ci aiuta a capire e a interpretare.

La gentilezza e il tempo

La gentilezza ha bisogno di tempo: per essere gentili è necessario sapere indugiare, aspettare, ascoltare, sapere adattarsi al tempo interiore degli altri, e soprattutto è necessario non lasciarsi divorare dalla fretta che nulla consente di capire degli stati d'animo e delle attese di una persona. La presenza, o l'assenza, della gentilezza si manifesta anche nei modi e nei gesti con cui andiamo incontro ad un mendicante che ci chieda aiuto, e sarebbe bello ricordarsi delle arcane parole [147] di Simone Weil: "I mendicanti che hanno pudore sono immagini di Dio". Certo, viviamo in un mondo politico e sociale nel quale sono dominanti la razionalizzazione, e la tecnicizzazione, dell'esistenza e delle relazioni umane; e nel quale i modi di essere della gentilezza sono considerati retaggio di un tempo perduto: ci fanno perdere del tempo. Ma una vita, che non conosca la gentilezza, diviene incapace di carità e di speranza.

Come dice ancora Romano Guardini, la vita moderna è divenuta così affannosa, e così febbrile, che non si ha nemmeno più il tempo di ascoltare e di incontrare le persone, e di essere gentili con loro. E il telefono è il simbolo della comune mancanza di gentilezza; nel senso che, senza preavviso, chi chiama si intromette nella situazione in cui si trova la persona chiamata, e questa, seguendo il codice odierno di comportamento, deve andare a rispondere: al di là di quello che stia facendo. Ma, egli dice ancora, quando chiamo qualcuno al telefono, dovrebbe essere ovvio che dica subito chi sono, proprio perché con la telefonata mi inserisco nella sfera privata di chi è stato chiamato; e nondimeno non sempre chi chiama si comporta così. Egli vorrà sapere, e anzi pretenderà, che sia l'interlocutore a precisare la propria identità, e se desideriamo sapere prima chi parla, ne possono nascere accese contestazioni.

Sono cose banali che testimoniano, in ogni caso, di modi di comportarsi ai quali è completamente estranea ogni traccia di gentilezza, e di rispetto. Così, Romano Guardini, nelle sue lezioni di etica, ci indica uno dei modi più frequenti e insistenti che porta nel mondo di oggi alla disfatta della gentilezza; e ci fa riflettere su cose alle quali siamo abituati a non dare alcuna importanza. Ma quante altre forme di mancanza di gentilezza ci vengono nondimeno incontro ogni giorno, senza che nemmeno ce ne accorgiamo, sia che siamo noi ad esserne autori, sia che lo siano altri, in un carosello senza fine di parole, di silenzi, o di gesti, che fanno male.

La gentilezza ferita in famiglia, e a scuola

Ci possono mai essere famiglie, e scuole, nelle quali la gentilezza d'animo non scorra in fiumi ininterrotti, e non sia la premessa ad ogni dialogo e ad ogni comunicazione? E, invece, ci sono famiglie, e ci sono scuole, nelle quali la gentilezza non è repressa, o ferita, intenzionalmente, ma nelle quali non si tengono presenti la leggerezza e la grazia fragilissime della gentilezza, e la si lacera magari involontariamente in mille modi. La gentilezza è ascolto dell'indicibile e dell'invisibile: di quello che viene detto, e di quello che non viene detto, di quello che non può essere visto se non dagli occhi bagnati dalle lacrime. Ma non sempre viene ascoltato il grido silenzioso degli adolescenti che desiderano esprimere le loro angosce e le loro speranze, e non riescono a farlo, perché nelle famiglie e nelle scuole si tende a rifuggire dal confrontarsi con i problemi psicologici e umani dei propri figli, e dei propri alunni, e si rinuncia a ricercare quanta timidezza, e quanta fragilità, si nascondano in loro. La gentilezza, dicevo, è fragilissima: ci fa temere di dire le cose che sono nel cuore, e anelano ad essere comunicate, ma che svaniscono come farfalle bruciate dal grande sole dell'estate se essa non si rispecchia nella gentilezza di genitori e di insegnanti. La gentilezza ignorata, o rifiutata, trascina con sé dolorose risonanze emozionali delle quali si può morire: come si muore di solitudine quando ci si senta incompresi nella nostra ansia di ascolto e di dialogo.

L'incondizionato valore della dignità umana esige che ogni persona, al di là del suo ruolo e della sua importanza sociale, sia accolta con gentilezza e con rispetto, e non sia trafitta dalla indifferenza, o dalla noncuranza, dalla distrazione, o dalla alterigia, che trascinano con sé modelli di vita, in ogni ambiente, freddi e ghiacciati, razionali e astratti, inconsapevoli della fragile gentilezza d'animo che è dotata di profonda significazione umana: al di là delle sue apparenti sconfitte. Riconoscere e accogliere la gentilezza, così misteriosamente intrecciata alla timidezza e alla tenerezza, alla delicatezza e alla mitezza, è compito di radicale importanza al quale né genitori né insegnanti dovrebbero mai abdicare. Certo, le cose si fanno molto più semplici e immediate quando la gentilezza e la timidezza, e le disposizioni d'animo ad esse affini, vivano spontanee e immediate nel cuore di genitori e di insegnanti; ma, in ogni caso, non si dovrebbe mai sfuggire al dovere morale di rispettare e di amare queste luminose esperienze di vita che nella loro fragilità testimoniano della grandezza e della nobiltà della condizione umana, e che sono così facilmente, e frequentemente, ignorate.

(Vorrei ora citare una bella e struggente poesia [*La falciatrice*] di Philip Larkin [87], uno dei maggiori poeti europei del secondo Novecento, nella quale la gentilezza è intesa come una forma di vita con la quale si ha a che fare ogni giorno, e della quale non dovremmo mai dimenticarci.

La falciatrice si bloccò, due volte; inginocchiandomi trovai
un porcospino imprigionato tra le lame,
ucciso. Era vissuto nell'erba alta del prato.

L'avevo già visto e gli avevo pure dato da mangiare, una volta.
Adesso avevo irrimediabilmente distrutto il suo mondo discreto.
La sua sepoltura non mi fu di nessun aiuto:

al mattino io mi risvegliai e lui no.
Il primo giorno dopo una morte, la nuova assenza
resta sempre lì – uguale;

dovremmo essere l'uno dell'altro attento,
e gentili anche, finché ci resta un po' di tempo.

Una poesia fragile e delicata che ci dice come la gentilezza sia un compito al quale siamo chiamati anche quando il dolore non sia il dolore umano ma il dolore animale; e, come scrive, richiamandosi all'ultimo verso della poesia, il curatore, e traduttore, del volume einaudiano [*Finestre alte*] delle poesie di Larkin: "*While there is still time*: solo nella relazione, prima ancora che sia suggerita o imposta da un mancato risveglio, è possibile scovare il valore del tempo che ci è concesso. La storia poetica di Larkin si chiude qui, senza alcun verso ironico o sarcastico: in questo giardino invaso dall'erba alta, dove l'assenza non muta il suo volto col passare dei giorni e dove il riconoscimento coincide con la pietà".)

Educarsi ad essere gentili

Ci sono persone che, senza nemmeno saperlo, sanno essere gentili nelle più diverse situazioni, e con le più diverse persone; trovando istantaneamente le parole che fanno del bene, ed evitando quelle che fanno del male; sapendo sorridere nella gioia, e compiendo azioni giuste che rendano umane le relazioni personali; intuendo e interpretando le attese delle persone che incontrano, e cercando di corrispondere a queste attese; smorzando, quando sia possibile, tensioni e conflitti; non dimostrando mai impazienza e indifferenza, noncuranza e disattenzione. Sono persone, donne molto più frequentemente che non uomini, dalle quali la gentilezza sgorga luminosa come acqua da una fonte in alta montagna, e contagiosa: quando si sappia ascoltarla con gli occhi dello stupore; e non contano davvero la cultura, la lettura di libri, o la formazione psicologica. Sono persone nelle quali gentilezza, tenerezza, e mitezza, crescono insieme, e sono portatrici di conoscenza emozionale alla quale non si giunge se non quando si abbiano doti, come queste, che non possono nondimeno non venire educate, e dilatate, seguendo il cammino della introspezione e della immedesimazione. Sono persone, come quelle che ho conosciuto in ospedale psichiatrico, ferite da una friabile fragilità, e da una stremata sensibilità, che mi hanno portato a pensare (non posso non ripetere queste cose così difficili da accogliere, e da ricordare, nei contesti umani e culturali di oggi) come la follia, la follia femminile in particolare, sia nutrita di gentilezza e di tenerezza, di mitezza e di indifesa rassegnazione al dolore.

(Sono qualità umane grandissime, queste, che non sempre si trovano facilmente nel mondo della vita, nella *Lebenswelt* normale, e nemmeno nel mondo della psichiatria: non di rado arida e ghiacciata livellatrice degli stati d'animo, e incline alla anatomia della vita psichica.)

Questo non significa che, se non si abbiano attitudini alla gentilezza e alla tenerezza, alla mitezza e alla generosità, alla intuizione e alla percezione dell'insondabile, non ci sia per noi più nulla da fare; essendo condannati ad una vita a cui saranno estranee queste fragili disposizioni d'animo. A suo tempo, in una sua splendida e rivoluzionaria relazione tenuta in anni lontani a Zurigo, ma oggi ancora attualissima, Ludwig Binswanger [22] sosteneva come le attitudini alla introspezione e alla immedesimazione, alla conoscenza di quello che noi siamo e di quello che sono gli altri, sono in larga misura innate, ma è possibile, ed è eticamente necessario, educarsi a riconoscerle, e a farle sgorgare, dalla nostra interiorità.

Non so se queste mie riflessioni possano aiutare alla comprensione e alla conoscenza di alcuni significati di una esperienza di vita così friabile, e talora così indicibile, come è questa della gentilezza; ma vorrei ora dire che non siamo prigionieri del nostro destino. Noi non siamo determinati nella nostra vita dalla inclinazione innata, o meno, alla gentilezza e alla tenerezza ma siamo chiamati a conquistarle faticosamente ogni giorno; e questo è possibile se usciamo dai confini del nostro io: immergendoci nelle acque luminose e talora inquiete delle relazioni umane: della intersoggettività.

La gentilezza nasce dal cuore

La gentilezza ha altre dimensioni esistenziali. Se ascoltiamo la voce del cuore, non possiamo non intravedere immediatamente le stimmate insondabili della gentilezza nel modo di sorridere e di salutare di una persona, di fare domande e di rispondere a domande, di guardare e di fare attenzione a quello che avviene intorno, di piangere lacrime di dolore, o di gioia, e di vivere la speranza contro ogni speranza. Quando la gentilezza dell'anima sia nel nostro cuore, non ci è possibile non cogliere la soglia delle attese che sono negli altri da noi, il loro timbro reciso e inquietante, le loro umbratili scansioni. La gentilezza è sorgente di conoscenza e di conoscenze, di stati d'animo e di attese, di desideri e di speranze, di arcobaleni invisibili, e talora visibili solo agli occhi che sappiano guardare il cielo; ma come non ricordare le singhiozzanti parole di Etty Hillesum nel vivere le infinite straziate esperienze del campo di concentramento di Westerbork? "Esisterà pur sempre un pezzetto di cielo da poter guardare, e abbastanza spazio dentro di me per congiungere le mani in una preghiera."

(Una arcana e misteriosa poesia [50] di Emily Dickinson, nella traduzione di Guido Errante, lambisce il tema dell'invisibile e del visibile.

Io vedo meglio quello che non vedo –
Per la fede – i miei occhi castani
Si chiudono talvolta, ma non ha
Palpebre la memoria.

Così, ogni mio senso intorpidito,
Lo vedo sovente tuttavia,
Come se qualcheduno sul tuo caro
Viso tenesse un lume.

E mi levo, e nel mio sogno
Grazie ti rendo in tutta cortesia,
Finché il geloso giorno m'interrompe
E la perfetta immagine corrompe.

La memoria non ha palpebre, e si vedono meglio le cose che non si vedono di quelle che si vedono, ma anche nel sogno la gentilezza non muore: queste mi sembrano essere le infrante tematiche della poesia.)

La gentilezza come fuoco ardente che incendia e spalanca le ombre della vita che imprigionano i cuori, e li risucchiano negli abissi di solitudini ghiacciate e pietrificate: di iceberg aspri e invisibili come quelli che hanno affondato il *Titanic*: la nave inaffondabile e impenetrabile anche alle acque tempestose degli oceani. La gentilezza che si rivela nelle parole che diciamo, e nella voce con cui ci esprimiamo, e che ci consente di entrare in immediata relazione con le persone, e con le cose.

La gentilezza è necessaria

La gentilezza ha ovviamente una fenomenologia ben più articolata e complessa di quella che non nasca dall'esempio del telefonare; e su di essa vorrei ancora richiamarmi ad un testo di Romano Guardini: nella traduzione italiana si parla di cortesia ma mi sembra più felice la dizione di gentilezza: gli sconfinamenti semantici fra l'una parola e l'altra essendo nondimeno continui. In ogni caso così egli la definisce [67]: "Si tratta di un fenomeno tutt'altro che facile da capire. In primo luogo – come accade necessariamente nel caso di quei processi che hanno assunto la loro piena configurazione nel corso di un lungo periodo di tempo – la cortesia compendia in sé una molteplicità di strati di significato, e in essa sono all'opera aspetti e gradi di sensibilità assai diversi fra loro – cosa, questa, che assume un peso particolare proprio a questo punto. Inoltre, in tale fenomeno sembrano trovarsi strutture e significazioni senz'altro differenti l'una dall'altra, che a loro volta fanno tutt'uno con determinati mutamenti storici". Questa disposizione umana è ancora più necessaria quando si abbia a che fare con persone fragili e deboli, timide e insicure, malate e infelici, verso le quali dovremmo sentire l'impulso a prendercene cura, a circondarle di solidarietà e di rispetto, nell'orizzonte di una dignità che rifulge luminosa.

Solo il cristianesimo, dice ancora Romano Guardini, insegna a vedere, in pari dignità, i figli del Padre che è nei cieli, indipendentemente dalla loro condizione biologica, dalle loro doti, dalle loro disponibilità economiche. Anzi: il cristianesimo parla del mistero della sofferenza, della sua efficacia di maturazione e di espiazione, e le conferisce mediante il sacrificio della redenzione una dignità assolutamente inimmaginabile. L'espressione più alta di questa gentilezza arcana e stupenda si ha in san Francesco d'Assisi nel quale essa vive intrecciata in perfetta unità alla nobiltà d'animo e al coraggio, all'amore sconfinato verso chi è fragile e povero, e verso chi muore di solitudine.

La gentilezza è mediatrice di conoscenza

La gentilezza è necessaria, oggi ancora più che non nel passato, a farci incontrare gli uni con gli altri nel reciproco rispetto, e nella reciproca disponibilità ad essere di aiuto; ma è necessaria anche nel farci comprendere l'obbligo morale di solidarietà che abbiamo verso chi è più lacerato dalla fragilità e dalla solitudine: dalla povertà. Nella odierna situazione storica, contrassegnata dal dilagare della alienazione e della spersonalizzazione, dalla corsa disperata ad accumulare risorse economiche e dalla indifferenza ai valori del sacrificio e della umana solidarietà, dovrebbe crescere il desiderio di forme di gentilezza che abbiano a fare riemergere questi valori che sono i valori del rispetto della dignità delle persone.

Non c'è gentilezza che non nasca dal cuore della interiorità, della soggettività, e dalla consapevolezza che siamo tutti chiamati ad un comune destino di dignità e di solidarietà. Questo significa (anche) che il nostro sguardo sia aperto a riconoscere le qualità umane presenti negli altri, e che non ci si lasci travolgere da gelosie e da invidie che rendano impossibile ogni slancio del cuore. Solo se siamo capaci di rivivere e di esprimere questi sentimenti, diveniamo persone capaci di gentilezza d'animo; e non quando si dicano parole, e si assumano atteggiamenti, che vorrebbero essere gentili, ma che non nascono da una reale disposizione dell'anima. Se la gentilezza non sgorga dalla sfera interiore della persona, mancherà di spontaneità e di naturalezza; e si è gentili solo quando si riesca ad entrare in sintonia con la nostra e altrui interiorità, e quando si sia dotati di sensibilità e di apertura alla gioia, e al dolore, degli altri.

(La gentilezza rinasce luminosa e sfolgorante nella sua essenza da un testo che uno scrittore svevo, Wilhelm Waiblinger, diceva di essere stato di Hölderlin, lo avrebbe ricevuto dalla famiglia che a Tubinga ha ospitato il poeta nei lunghi anni della follia, e che egli ha inserito alla fine di un suo romanzo: *Fetonte*. Il testo fa parte in ogni caso del Meridiano [74], curato da Luigi Reitani, che ne ha splendidamente tradotte le liriche. Queste allora le enigmatiche parole di Hölderlin: "Finché la gentilezza, pura, si conserva nel suo cuore, l'uomo non si misura infelicemente con la divinità. È sconosciuto Dio? È manifesto come il cielo? questo credo, piuttosto. Dell'uomo è la misura. Colmo di meriti, ma poeticamente, l'uomo dimora su questa terra. Ma l'ombra della notte con le stelle non è più pura, se così posso dire, dell'uomo, che immagine della divinità è chiamato".)

Queste cose dimostrano, lo vorrei sperare, che nella gentilezza non si abbia a che fare con una forma vuota di esperienza, ma con uno stile di vita che consenta a donne e a uomini di potere passare gli uni accanto agli altri senza farsi del male, di potere abitare insieme senza reciprocamente ferire la propria dignità umana, e di potere creare giuste regole di condotta alle quali adeguarsi con fiducia: struttura portante della vita anche questa.

Questo, tutto questo, è necessario ma, in ordine alle fondazioni etiche della gentilezza, vorrei citare quello di cui hanno scritto [113] Adam Phillips e Barbara Taylor: "Nell'ethos contemporaneo tutto contribuisce a far sì che la gentilezza sembri utile in alcune circostanze (come poi lo è di fatto) ma anche a farla sentire come potenzialmente eccessiva, come un ricordo di altri tempi o anche soltanto come il frammento di un lessico religioso. E tuttavia la desideriamo, sapendo per giunta che essa, la gentilezza antiromantica celebrata in queste pagine, capace di incoraggiare un senso di vitalità non solo compatibile ma consustanziale con la percezione della nostra vulnerabilità, crea quel tipo di intimità e di coinvolgimento con gli altri che temiamo e insieme cerchiamo con tutte le nostre forze sapendo cioè che è la gentilezza che in fondo rende la vita degna di essere vissuta, che ogni attacco rivolto contro di lei è un attacco rivolto contro le nostre speranze". Ancora una citazione da questo libro, che si è confrontato con i diversi aspetti della gentilezza, seguendo nondimeno un autonomo e personale cammino ermeneutico: "La gentilezza, si potrebbe dire, complica le nostre relazioni con gli altri con modalità particolarmente sottili e gratificanti; e tuttavia questo per una ragione molto semplice. I gesti gentili dimostrano in maniera lampante che siamo animali vulnerabili e dipendenti, la cui risorsa migliore risiede in quello che possiamo essere gli uni per gli altri".

La tenace resistenza, che abbiamo nel seguire il sentiero frastagliato e scintillante che porta alla vita gentile, è la resistenza a confrontarci con quello che avviene dentro di noi, e negli altri da noi. La gentilezza è necessaria, ma è faticosa da realizzare: ci fa perdere tempo, e ci mette in continua relazione con le attese e con le speranze, con le tristezze e con le angosce, con i timori e la stanchezza, della vita.

La capacità di volere bene

Un libro molto semplice, e molto bello, sulla gentilezza è quello di Giovanna Axia [4] dal quale vorrei stralciare qualche riflessione. Non di gentilezza lei parla, ma di cortesia, che (lo dicevo a proposito della traduzione italiana del libro di Romano Guardini) nella sua algida e vitrea risonanza non ha la dolcezza espressiva, e la liquidità semantica, di gentilezza; e, del resto, l'una e l'altra rimandano a condizioni psicologiche e umane sovrapponibili, e in ogni caso sostanzialmente indistinguibili. (Così, di volta in volta, gentilezza e cortesia si alterneranno, ora, nella misura in cui abbia a richiamarmi al discorso dell'autrice del libro, o al mio discorso.)

La cortesia è la capacità di volere bene, di provare affetto per le altre persone, di desiderare di farle stare bene, e di prendersi cura dei loro sentimenti; e, nel dire queste cose, Giovanna Axia ritiene che, quando si parla con gli altri, e al fine di evitare di essere fraintesi, è meglio non dire le cose in modo troppo schietto, e troppo franco, troppo diretto, e cercare invece di dirle in modo allusivo e indiretto: avvicinandosi alle emozioni degli altri con discrezione, e consentendo loro di non capire, o di fingere di non capire. A queste considerazioni sui modi concreti, con cui rivolgersi con gentilezza alle persone, che si incontrano, se ne aggiungono altre. "Essere cortesi è un'arte che deriva da un forte impegno a usare l'intelligenza per capire le circostanze sociali e, in particolare, gli stati d'animo degli altri. Questo impegno, a volte faticoso e a volte dall'esito incerto, può realizzarsi solo quando è sostenuto dalla motivazione a prendersi cura dei sentimenti altrui. La persona cortese ha un'anima gentile, sensibile alla sofferenza umana e con un senso di obbligo a fare del suo meglio per alleggerire la fatica del vivere"; e ancora con una umbratile intuizione della dimensione psicologica delle cose: "Questo senso di obbligo, tuttavia, non è pesante, noioso o pericoloso, non sceglie i grandi gesti, i violenti sacrifici o le prediche sublimi. La persona cortese e gentile usa con leggerezza, ma con costanza, i mezzi naturali in possesso di tutti gli esseri umani: un po' di attenzione, un minimo di riflessione, una scelta di parole".

Le ragioni del cuore hanno una grande importanza nella vita ma non possono essere isolate dalle ragioni della intelligenza con cui devono essere in colloquio; e, così, Giovanna Axia, nella pagina conclusiva del suo libro, scrive: "La persona veramente cortese non usa la sua intelligenza in modo banale. Non si accontenta di esprimere deferenza e rispetto per l'altra persona, ma va un po' più in là. Spinge la sua intelligenza fino ad esplorare cosa possono volere gli altri, e soprattutto, ad esplorare cosa pensa l'altra persona a proposito dei reciproci pensieri e sentimenti"; e alla fine del suo discorso: "La cortesia è un fenomeno universale e alla portata di tutti, una volta trascorsa l'infanzia. È una capacità umana complessa e sofisticata, ma sorprendentemente facile, una volta che ci si decida di usarla. Per gli esseri umani, la cortesia e la gentilezza sono facili, facili come sorridere".

Sono considerazioni con le quali è giusto concordare; non dimenticando nondimeno che non è sempre facile sorridere.

Intrecci

Vorrei ora riflettere sui possibili intrecci fra la gentilezza, e la tenerezza, che ha qualcosa in comune con la gentilezza; o almeno così mi sembra.

La parabola semantica della tenerezza è stata mirabilmente descritta, in una bellissima intervista, da Bruno Callieri [16]: uno dei (pochi) grandi maestri della psichiatria italiana; e dall'intervista vorrei stralciare alcuni frammenti. Muovendo da un gesto, che è quasi un emblema della tenerezza, e cioè dalla carezza, egli giunge a riflessioni di uno splendente valore umano e psicologico. "La carezza è qualcosa che riesce a stabilire un legame quasi permanente con l'altro. C'è un'integrazione con l'altro tramite il carezzare. La questione, anche francese, della carezza ha assunto sempre più valore nella riflessione sull'incontro: *caresser* e *se caresser*. Carezzare e carezzarsi. Carezzarsi con lo sguardo, l'incontro degli sguardi. Ho lavorato molto, recentemente, sull'incontro degli sguardi. Si tratta di un linguaggio che non è fatto solo di ragione, ma anche di pathos: le nostre sfere patiche ci vengono comunicate con lo sguardo"; e ancora: "Tanto la carezza quanto la tenerezza e il gioco si riferiscono a questa realtà fondamentale della vita umana che non ha la stessa radice dell'eros, che non è una forma di sessualità repressa. C'è una certa corrispondenza tra tenerezza e rifugio, intendendo il rifugio come una cavità originaria che accoglie chi sta per nascere, oppure chi è appena nato, per proteggerlo e per rassicurarlo". Ma poi un *flashback* di indicibile bellezza che non si può leggere senza stupore nel cuore: "Virgilio paragona il lavoro del poeta che cura e ritocca le sue poesie a quello dell'orsa, che dà forma ai figli passando su di essi la lingua e carezzandoli. Questa similitudine di Virgilio dice una profonda verità psicologica. Io direi quasi che senza l'amorevole ritocco della carezza – *il ritocco* – l'essere umano non termina la sua nascita. Non giunge alla piena maturità come persona. Per crescere bene il fanciullo deve avere anche la carezza, non deve avere solo le vitamine – questo l'aveva capito benissimo Spitz, René Spitz, studiando il problema della solitudine del neonato".

La carezza insomma ci apre al mondo, e ci fa sperimentare il corpo, il corpo come corpo vivente, e non solo come corpo inanimato: come corpo anatomico.

Certo, la gentilezza non si annulla nella tenerezza, che si manifesta così intensamente nel gesto dell'accarezzare, perché alla gentilezza manca la dimensione del corporeo, ma è comune all'una e all'altra lo slancio del cuore che ci mette in relazione con l'altro da noi: con la sua interiorità e con la sua soggettività. All'una e all'altra sono comuni ancora la leggerezza e la grazia, l'assoluto rispetto della dignità e della libertà della persona, la contemplazione assorta dinanzi al mistero del dolore.

La luce eterea della tenerezza rinasce, forse, dai versi di una poesia di indicibile cantante leggerezza di Eugenio Montale.

La poesia è questa [106]:

Tentava la vostra mano la tastiera,
i vostri occhi leggevano sul foglio
gl'impossibili segni; e franto era
ogni accordo come una voce di cordoglio.
Compresi che tutto, intorno, s'inteneriva
in vedervi inceppata inerme ignara
del linguaggio più vostro: ne bruiva
oltre i vetri socchiusi la marina chiara.

Passò nel riquadro azzurro una fugace danza
di farfalle; una fronda si scrollò nel sole.
Nessuna cosa prossima trovava le sue parole,
ed era mia, era *nostra*, la vostra dolce ignoranza.

Le parole poetiche rispecchiano il tenero gesto di una carezza.

La gentilezza non muore mai

Leggo, e rileggo, il diario che Etty Hillesum ha scritto, dal 1941 al 1942, quando l'Olanda è stata occupata dalla Germania, e lei è stata nel campo di concentramento di Westerbork; e da qui veniva condotta a morire ad Auschwitz il 30 novembre 1943. Il diario [73], non posso non dirlo ancora una volta, è di una sconvolgente bellezza: ci immerge nel mistero del vivere e del morire, del dolore e della sventura, della grazia che non muore mai, della speranza contro ogni speranza e della attesa di Dio; e negli abissi straziati dell'anima: "Un'anima è fatta di fuoco e di cristalli di rocca". La gentilezza, e la tenerezza, l'una sconfinante nell'altra, rifluiscono luminose lungo le pagine del diario, si incarnano in una vita mai sfiorata dalle ombre dell'odio, e l'accompagnano fino ai suoi ultimi giorni. Così, Etty Hillesum ha saputo rivivere, come sue, la solitudine e la disperazione delle tante persone con cui si incontrava ad Amsterdam, e a Westerbork; e ne ha scritto con parole di meravigliosa delicatezza.

"Quanto sono grandi le necessità delle tue creature, mio Dio. Ti ringrazio perché lasci che tante persone vengano a me con le loro pene: parlano tranquille e senza sospetti, e d'un tratto viene fuori tutta la loro pena, e si scopre una creatura disperata che non sa come vivere"; e ancora: "I miei strumenti per aprirti la strada negli altri sono ancora ben limitati. Ma esistono già, in qualche misura: li migliorerò pian piano e con molta pazienza. E ti ringrazio per questo dono di poter leggere negli altri. A volte le persone sono per me come case con la porta aperta. Io entro e giro per corridoi e stanze, ogni casa è arredata in modo un po' diverso ma in fondo è uguale alle altre, di ognuna si dovrebbe fare una dimora consacrata a te, mio Dio".

Di questa gentilezza, e di questa tenerezza, sono ancora testimonianza queste dolorose esperienze: "Di notte, mentre ero coricata nella mia cuccetta, circondata da donne e ragazze che russavano piano, o sognavano ad alta voce, o piangevano silenziosamente, o si giravano e rigiravano – donne e ragazze che dicevano così spesso durante il giorno: 'non vogliamo pensare', 'non vogliamo sentire, altrimenti diventiamo pazze' –, a volte provavo un'infinita tenerezza, me ne stavo sveglia e lasciavo che mi passassero davanti gli avvenimenti, le fin troppe impressioni di un giorno fin troppo lungo, e pensavo: 'Su, lasciatemi essere il cuore pensante di questa baracca'. Ora voglio esserlo un'altra volta. Vorrei essere il cuore pensante di un intero campo di concentramento". E, infine, con parole luminose e strazianti, sconvolgenti nella loro discrezione e nei loro presagi: "Sono coricata qui con tanta pazienza e di nuovo calma e già mi sento assai meglio; leggo le lettere di Rilke *Über Gott* e ogni sua parola è carica di significato per me, avrei potuto scriverle io stessa, se le avessi scritte io le avrei scritte così e non diversamente. Mi sento anche la forza di partire, non penso più a far progetti e a correre rischi, andrà come andrà e sarà per il meglio".

Non è possibile non sentire la grazia e il mistero della gentilezza in queste parole tanto semplici, e tanto immediate, che ci parlano della commossa e ardente partecipazione di Etty Hillesum al destino di vita e di morte di queste giovani donne che stavano per essere avviate ad Auschwitz: un destino non diverso dal suo, benché tenuto segreto nel silenzio del cuore, e trasfigurato dal colloquio interiore con Dio. Ancora una volta, gentilezza e tenerezza si sono accompagnate al modo di vivere e di morire di Etty Hillesum che non si è mai rassegnata alla disperazione, e alla angoscia della morte, ma che ha confidato nella attesa, e nella speranza, che la vita non sia sconfitta dalla morte, e che la morte non sia la fine della vita: nel mistero dell'insondabile, e dell'inesprimibile.

La dimensione sociale

Grande è il pericolo che l'uomo moderno smarrisca il senso della dignità della sofferenza ("La sofferenza non è al di sotto della dignità umana. Cioè: si può soffrire in modo degno, o indegno dell'uomo": è ancora la parola di Etty Hillesum), e il senso della solidarietà e della comunione con chi soffre; e da questo pericolo ci difende la gentilezza: così semplice e così fragile, così impalpabile e così arcana, così facile e così difficile. Ma in queste mie riflessioni su di una forma di vita, quella della gentilezza, così dimenticata e così indispensabile nel creare relazioni umane significative, vorrei ora ricordare quello che si dice [19] nel *Deuteronomio*, 24, 17-18, e che mi sembra testimoniare della umbratile presenza della gentilezza. "Non lederai il diritto dello straniero o dell'orfano e non prenderai in pegno la veste della vedova, ma ti ricorderai che sei stato schiavo in Egitto e che di là ti ha liberato il Signore tuo Dio; perciò ti comando di fare questo." Sono parole che non dovremmo dimenticare mai; serbandole intatte e luminose nel silenzio e nel segreto dei nostri cuori; e ricordandoci che, ogni volta che siamo gentili con una persona, soprattutto se è fragile, e se è a noi straniera, noi realizziamo fino in fondo la nostra vocazione umana e cristiana. Sono parole che allargano gli orizzonti di senso della gentilezza che è colta nei suoi aspetti non solo trascendenti ma anche umani e sociali.

La gentilezza d'animo non si può non rivolgere (così) a chi giunga da terre lontane, sconosciuto e inconsapevole dei nostri modi di vivere, e anche a chi mendicante stende la mano in attesa di qualcosa di cui nutrirsi, ma anche di qualcosa che porti una scintilla, o una goccia, di speranza: di quella speranza contro ogni speranza che è anche nei cuori degli ultimi della terra. La gentilezza d'animo nella sua inconsistenza mondana, e nella sua trascendenza oltremondana, ci distoglie dalle quotidiane banali occupazioni e dalla terrestrità delle nostre distratte forme di vita; e ci fa presagire qualcosa che può rendere la nostra vita degna di essere vissuta. Ma la gentilezza d'animo ha a che fare, nel suo ultimo destino, con la dignità della persona; nel senso che, se la gentilezza vive nei nostri cuori, la dignità umana in noi, e negli altri da noi, non ne verrà mai ferita.

Ancora una poesia di Emily Dickinson

Gentilezza e tenerezza, nelle loro segrete risonanze, sono disposizioni d'animo che rinascono fulgide dalle meravigliose poesie di Emily Dickinson; e vorrei citarne ancora una nella quale gentilezza e tenerezza si intrecciano l'una all'altra. (La traduzione è sempre quella di Guido Errante.)

Nel tuo piccolo cuore hai tu un ruscello
Dove sboccino timidi fiori,
Scendano a bere timorosi uccelli,
E tremino le ombre?

Nessuno sa, tanto sommesso scorre,
Che c'è un ruscello lì –
Eppure tu ci bevi ogni giorno
La tua gocciola di vita.

Allora, in marzo, veglia sul ruscello –
Quando i fiumi straripano
E la neve precipita dai colli
E spesso i ponti crollano –

Veglia anche più in là, forse in agosto,
Quando i campi si stendono bruciati –
Che un rovente meriggio non dissecchi
Il piccolo ruscello della vita!

La gentilezza fluisce lungo questi versi come sabbia fra le dita, e dilaga nel cuore e nella memoria: lasciando dietro di sé scie luminosissime e indimenticabili. La musicalità schubertiana di questi versi non è se non la metafora di una gentilezza che non si stanca di spianare il sentiero alla vita: ad una vita che solo nella donazione di sé si realizza fino in fondo.

L'ultima parola

Così, alla poesia, alla poesia arcana e iridescente di Emily Dickinson, vorrei affidare l'ultima parola su questo tema della gentilezza d'animo che ho cercato di illustrare nei suoi aspetti fenomenologici e antropologici; nella speranza di averne indicata la umbratile e intensa significazione nel nutrire di sé la nostra vita. Ma non potrei in ogni caso concludere questo mio discorso senza chiedermi se si possa vivere senza gentilezza, e senza tenerezza e mitezza, senza delicatezza e generosità. Ci sono filosofi che sostengono proprio questo: sì, si può vivere, e si vive anche meglio, senza emozioni. Non si perde tempo, non ci si tortura con analisi interiori, non ci si smarrisce nella ricerca dei modi di essere e di sentire degli altri, non si è preda di sensi di colpa; e la ragione, la coscienza razionale della vita, si dispiega libera da condizionamenti emozionali lungo i sentieri della conoscenza astratta: finalmente libera da ogni inquietudine, e da ogni risonanza interiore.

Le cose, che sulla scia di un grande filosofo come Romano Guardini sono venuto dicendo sugli orizzonti di senso della gentilezza, e delle disposizioni d'animo ad essa vicine, come la tenerezza e la mitezza, sono la risposta ad ogni tesi che abbia a disconoscere la radicale significazione umana e fenomenologica di queste emozioni, di queste passioni dell'anima, di questi sentimenti morali, di queste virtù, nel fondare una vita radicalmente aperta alla alterità, alla comprensione dell'altro da noi, e degna di essere vissuta nella speranza.

I sentieri, che portano alla conoscenza di quello che noi siamo, e di quello che sono gli altri, non hanno confini, e in ogni caso non si possono intravedere nella loro enigmatica infinitudine se non sulla scia di categorie emozionali, di stati d'animo, di forme di vita, come sono la gentilezza e la mitezza, la tenerezza e la timidezza, la intelligenza del cuore e la intuizione. Se queste emozioni non vivono ardenti e fosforescenti in noi, il rispetto e la salvaguardia della dignità umana sono sempre in pericolo.

2. La mitezza come apertura all'altro

La mitezza, umana esperienza (la si può definire virtù, qualità di vita, o stato d'animo) così importante nella vita personale e sociale, non si concilia con le grandi passioni, con l'aggressività e con l'angoscia, con l'impazienza e con la fretta, con l'orgoglio e con la indifferenza, con la superbia e con l'indolenza, con la sicurezza di sé e con la violenza. Sconfina nella bontà e nella misericordia, nella gentilezza e nella tenerezza, nella malinconia e nella nostalgia, nell'accoglienza e nell'amicizia, nella speranza; ed è premessa radicale alla comprensione e al rispetto della dignità umana.

Il discorso della montagna

Il discorso della montagna è una delle pagine evangeliche più alte e luminose: quella che parla delle beatitudini [19]; e la terza beatitudine (nel vangelo di Matteo [5, 1-12] è questa: "Beati i miti perché erediteranno la terra") è stata splendidamente commentata dal cardinale Carlo Maria Martini in un discorso [99] tenuto quando era arcivescovo di Milano. Chiedendosi quale senso abbia la mitezza nel discorso della montagna, egli diceva: "Indica forse una situazione sociale sfavorita (i poveri, gli sfortunati, gli oppressi), oppure un atteggiamento del cuore (gli umili, coloro che non usano violenza, che non sono prepotenti, che usano con moderazione dell'eventuale potere, che non prevaricano)? Credo che per mitezza si debba intendere la capacità di distinguere la sfera della materia, dove opera la forza, dalla sfera dello spirito, dove opera la persuasione e la verità. Mitezza è la capacità di cogliere che nelle relazioni personali – che costituiscono il livello propriamente umano dell'esistenza – non ha luogo la costrizione o la prepotenza ma è più efficace la passione persuasiva, il calore dell'amore".

Gli orizzonti di senso della mitezza sgorgano nella loro ampia sfera semantica da queste altre parole: "L'uomo mite secondo le beatitudini è colui che, malgrado l'ardore dei suoi sentimenti, rimane duttile e sciolto, non possessivo, interiormente libero, sempre sommamente rispettoso del mistero della libertà, imitatore, in questo, di Dio che opera tutto nel sommo rispetto per l'uomo, e muove l'uomo all'obbedienza e all'amore senza mai usargli violenza. La mitezza si oppone così a ogni forma di prepotenza materiale e morale; è vittoria della pace sulla guerra, del dialogo sulla sopraffazione".

Sono, queste, le connotazioni tematiche della mitezza immersa nella vita quotidiana, quando, intensa e spontanea, sincera e autentica, è aperta alla libertà dell'ascolto, e all'amore; e ad esse si intrecciano dimensioni ancora più radicalmente evangeliche. "Comprendiamo allora perché Gesù promette ai miti il possesso della terra. Eredità della terra che è sicuramente la terra dei santi in cielo, ma che non è priva di riflesso sulla terra di oggi chiamata a lasciarsi modellare dalla forza del regno già presente in noi. La rinuncia alla vendetta, infatti, la rinuncia alla sopraffazione, alla prepotenza, fa trovare al cristiano, in ogni occasione, la via per aprire spazi alla misericordia della verità, alla costruzione di un nuovo volto della società"; e ancora: "Naturalmente, la mentalità evangelica della mitezza matura soltanto lentamente nel singolo cristiano e ancora più lentamente nell'esperienza dei popoli. Bisogna essere passati per molte prove, delusioni, amarezze, sconfitte, per capire che la violenza di ogni tipo, compresa quella morale e ideologica, è alla fine perdente".

La mitezza si viene a mano a mano configurando nelle diverse sue espressioni che ci avvicinano alla sua fenomenologia così complessa e così profonda, così umana e così religiosa, e che ne fanno riemergere non solo gli aspetti personali ma anche quelli sociali: gli uni intrecciati agli altri in una visione umana e cristiana della storia.

Non rispondere al male con il male

Sono bellissime considerazioni ermeneutiche, queste, ma in Carlo Maria Martini se ne aggiungono altre [100] che ci indicano i modi concreti di essere miti nella vita di ogni giorno. "Non voler aver sempre l'ultima parola nelle discussioni. Talora non ci rassegniamo a che sia l'altro a concludere il discorso e vogliamo per noi la battuta finale. Sarebbe bello imparare la beatitudine di chi, a un certo punto, sa tacere nell'umiltà lasciando che l'altro magari prevalga, perché non è poi così importante spuntarla." Non si possono leggere pensieri così immediati, e così gentili, senza ripensare ai grandi significati religiosi, ma sempre anche radicalmente umani, che la sua parola ha destato nella coscienza di ciascuno di noi; ma altre profonde riflessioni rinascono dalle sue parole. "Non rispondere al male col male. Per 'male' non intendo soltanto le violenze fisiche ma pure quelle piccole malignità della conversazione a cui noi siamo spesso tentati di rispondere con altrettante piccole cattiverie; tutte le insinuazioni a cui vorremmo rispondere con altrettante insinuazioni; tutte le piccole allusioni offensive, che infiorano purtroppo il nostro parlare e quello altrui, a cui siamo tentati di replicare con altre allusioni offensive. Tutto ciò va contro la mitezza cristiana, contro lo spirito di pace, contro l'umiltà vera; offusca il cuore, aggrava la mente, impedisce la preghiera, riempie la fantasia di emozioni confuse e pesanti."

Come egli dice ancora, la mitezza è una esperienza umana e cristiana, una esperienza interiore, che non dovrebbe mai rimanere estranea alla nostra vita, alla vita di ciascuno di noi, inducendoci in ogni circostanza a consegnare una ininterrotta attenzione alle persone più fragili, e più deboli, che sono miti per natura perché incapaci di difendersi. Non dimenticando fra queste, in particolare, le persone anziane che, quando non siano autosufficienti, si fa così fatica ad aiutare con gentilezza, e nel rispetto della loro dignità, ferita dalla indifferenza e talora dalla durezza delle parole, e dei gesti, che siano loro rivolti. Nemmeno dimenticando le persone straniere sole e abbandonate che, di sovente, nei luoghi di lavoro non sono sempre accolte nella loro dignità, e nei loro diritti. Sono cose, queste, che Carlo Maria Martini dice ripetutamente nei suoi discorsi e nei suoi articoli, e che in fondo ci fanno guardare alla mitezza come ad una attitudine interiore che tutti dovremmo essere capaci di testimoniare, nei momenti decisivi della nostra vita, anche se non siamo persone sigillate dalla grazia. Certo, quando la mitezza, con le sue umane risonanze, che sono anche psicologiche, vive nei nostri cuori, le quotidiane forme di vita ne sono immediatamente trasfigurate dalle ragioni della accoglienza e della solidarietà, e dalla sconfitta della indifferenza e della violenza.

Non potrei ora non richiamarmi, nelle aree tematiche della mitezza come esperienza umana e come esperienza religiosa, alle riflessioni di Dietrich Bonhoeffer che, non lontane da quelle del cardinale Carlo Maria Martini, ridestano indicibili risonanze nel cuore.

Da uno [29] dei suoi libri rinascono parole piene della luce della speranza. "'Beati i miti, perché possederanno la terra.' Questa comunità di stranieri nel mondo non ha alcun diritto proprio che la possa difendere. Non lo pretendono nemmeno, perché essi sono quei miti che vivono per amore di Gesù *rinunciando ad ogni diritto proprio*. Se li si ingiuria, essi tacciono, se si usa loro violenza, essi pazientano, se li si respinge, essi cedono. Non difendono con processi il proprio diritto, non provocano clamori, se subiscono torti. Non rivendicano un diritto proprio. Vogliono lasciare a Dio solo ogni diritto."

Sono parole molto belle che scendono nel cuore della mitezza, nei suoi modi di essere indifesi e inermi, che trascendono ogni terrestre quotidianità, e ad esse se ne aggiungono altre che sono di più immediata matrice evangelica. "Ciò che è giusto per il loro Signore, deve essere anche per loro. Solo questo. In ogni parola e gesto è evidente il loro non appartenere a questa terra. Lasciate loro il cielo, dice il mondo con aria di compatimento, quello è il loro posto. Ma Gesù dice: Possederanno la terra. La terra appartiene ad essi, che sono privi di ogni diritto e di ogni potere. Coloro che la possiedono adesso con la forza e con l'ingiustizia, la perderanno, e quelli che ora vi hanno rinunciato totalmente, che sono stati miti fino alla croce, domineranno la nuova terra." Sono riflessioni che confluiscono, e contestualmente ne sono generate, in una alta enunciazione di fede: "A partire dal Golgota, dove è morto il più mite dei miti, deve rinnovarsi la terra. Quando verrà il regno di Dio, allora i miti possederanno la terra".

I testi del grande teologo protestante tedesco testimoniano di una fede radicale immersa nel fuoco ardente di una riarsa e commossa partecipazione al dolore e alle angosce delle donne, e degli uomini, del suo tempo. Alcuni anni dopo avere scritto queste parole, dalle quali la mitezza riemerge nella sua profonda dimensione umana e cristiana, la sua vita veniva straziata dal carcere prima, e dalla morte poi, alla quale lo condannava l'atroce e inesorabile violenza del nazionalsocialismo.

Questo è il titolo di un libro [25] di Norberto Bobbio che descrive, e analizza nelle sue radicali e vaste significazioni umane, la fenomenologia della mitezza: muovendo da una diversa prospettiva, e giungendo nondimeno a comuni risultanze teoriche e pratiche: così almeno mi sembra.

Nello scegliere la "sua" virtù egli dice di essere stato incerto fra la mitezza e la mansuetudine, e di avere infine scelto la mitezza per due ragioni: la prima perché il testo latino delle beatitudini nel vangelo di Matteo ha "miti", e non "mansueti"; e la seconda perché "mansueto" è detto, almeno originariamente, di animali, e non di persone. (Benché, certo, ed è una immagine struggente, si possa dire di una persona che è mite come un agnello.) Le dilemmatiche regioni tematiche della mansuetudine e della mitezza sono così enunciate: "Per quel che riguarda i due nomi astratti che designano le rispettive virtù, 'mansuetudine' e 'mitezza', direi (ma è più un'impressione che una convinzione, perché non sto facendo un discorso rigoroso) che la mitezza vada più in profondità. La mansuetudine sta più alla superficie. O meglio, la mitezza è attiva, la mansuetudine passiva. Ancora: la mansuetudine è più una virtù individuale, la mitezza più una virtù sociale. Sociale proprio nel senso in cui Aristotele distingueva le virtù individuali, come il coraggio e la temperanza, dalla virtù sociale per eccellenza, la giustizia, che è disposizione buona rivolta agli altri (mentre il coraggio e la temperanza sono disposizioni buone soltanto nei riguardi di se stessi)".

Sono cose che ci aiutano a conoscere la nostra vita interiore, le emozioni e i sentimenti, gli slanci del cuore, che di essa fanno parte, e a creare relazioni umane aperte alla comprensione degli stati d'animo, e delle speranze, degli altri da noi. Sono cose che si rispecchiano in queste altre considerazioni: la persona mite è calma e tranquilla, vive e lascia vivere, non reagisce alla gratuita cattiveria, accetta consapevolmente, e non per debolezza, l'esistenza del male quotidiano. La mitezza è una disposizione d'animo che risplende alla presenza dell'altro; aiutando l'altro a vincere il male che è in lui. Il discorso di Norberto Bobbio segue sentieri originali e profondi che ci consentono di avvicinarci ulteriormente ai significati psicologici e umani della mitezza, e alla importanza che essa ha nella articolazione di quotidiane relazioni di vita orientate al rispetto della dignità umana: della nostra dignità, e di quella degli altri. Sono relazioni possibili nondimeno solo nella misura in cui non si esauriscano la passione della interiorità e la passione della speranza che fondano la ragione d'essere della mitezza.

Una grande passione etica

Ci sono emozioni forti, ed emozioni deboli, ma ci sono anche virtù forti, e virtù deboli, e Norberto Bobbio così le distingue. Sono virtù "forti" il coraggio, la fermezza, la prodezza, l'ardimento, l'audacia, la generosità, la liberalità, la clemenza; mentre sono virtù "deboli" l'umiltà, la modestia, la moderazione, la sobrietà, l'innocenza, l'ingenuità, la semplicità, e ancora la mansuetudine, la dolcezza e la mitezza, che sono proprie di chi è debole e insignificante, di chi nella gerarchia sociale sta in basso, e non detiene alcun potere. Sono talmente belle le parole con cui egli definisce le virtù deboli che non potrei non citarle. "Chiamo 'deboli' queste virtù non perché le consideri inferiori o meno utili e nobili, e quindi meno apprezzabili, ma perché caratterizzano quell'altra parte della società dove stanno gli umiliati e gli offesi, i poveri, i sudditi che non saranno mai sovrani, coloro che muoiono senza lasciare altro segno del loro passaggio su questa terra che una croce con nome e data in un cimitero, coloro di cui gli storici non si occupano perché non fanno storia, sono una storia diversa, con la *s* minuscola, la storia sommersa o meglio ancora la non-storia (ma da qualche anno si comincia a parlare di una microstoria contrapposta alla macrostoria, e chi sa che nella microstoria ci sia un posto anche per loro)."

Una grande e umana passione etica sgorga da queste parole, infiammate da una sfolgorante partecipazione al destino di solitudine dell'anima nelle tante persone povere ed emarginate, che ci dicono come nella debolezza, nella fragilità, e nelle altre virtù deboli, così facilmente e così ingiustamente ignorate nei loro significati, ci siano invece indelebili valori umani, e spirituali.

La mitezza e la politica

La mitezza è considerata da Norberto Bobbio come la più impolitica delle virtù, e anzi l'altra faccia della politica. La persona mite rispetta fino in fondo la dignità, e il modo di essere dell'altro; e, cosa ancora più importante, lascia essere l'altro quello che è, e non ne vuole influenzare le decisioni e le scelte. La immagine, che la persona mite ha del mondo e della storia, è quella di un mondo e di una storia in cui non ci siano né vincitori né vinti, e questo perché non ci sono lotte per il potere, e non ci sono nemmeno competizioni per la ricchezza: venendo meno le condizioni che dividono gli uomini in vincitori, e in vinti.

La mitezza come speranza in un mondo dal quale si allontani ogni traccia di violenza: come forma di vita che rifiuta ogni aggressività, e ogni glaciale indifferenza, come ricerca senza fine di quello che unisca, e di quello che si sottragga al fascino gorgonico delle ribalte sempre accese, come esperienza umana immersa negli orizzonti di senso della contemplazione, e della solidarietà, come attesa di una zattera sulla quale sia possibile imbarcarsi nelle notti oscure dell'anima, come un mondo della vita alternativo a quello della politica senza nondimeno inaridirsi nell'antipolitica, come silenziosa alleata della buona politica a cui conducano relazioni umane nutrite di ascolto e di gentilezza, di assoluto rispetto della dignità umana.

Modi di essere della mitezza

Ci sono testi che, al di là della loro brevità, sono fonte di riflessioni senza fine: come questo di Norberto Bobbio che allarga ancora la comprensione della mitezza: del modo di essere e di vivere nella mitezza; giungendo a splendide considerazioni anche psicologiche e antropologiche. "Il mite non serba rancore, non è vendicativo, non ha astio contro chicchessia. Non continua a rimuginare sulle offese ricevute, a rinfocolare gli odi, a riaprire ferite. Per essere in pace con se stesso deve essere prima di tutto in pace con gli altri. Non apre mai, lui, il fuoco; e quando lo aprono gli altri, non si lascia bruciare, anche quando non riesce a spegnerlo. Attraversa il fuoco senza bruciarsi, le tempeste dei sentimenti senza alterarsi, mantenendo la propria misura, la propria compostezza, la propria disponibilità." Ma la mitezza non si confonde con la esperienza della modestia che è contrassegnata dalla sottovalutazione, non sempre sincera, di se stessi, e nemmeno si confonde con la umiltà che è coscienza dei propri limiti, certo, ma che sconfina in ogni caso nella modestia: l'una e l'altra non sempre dotate di trascendenza, e l'una e l'altra facile preda della immanenza.

Non si può non amare la mitezza, non si può non desiderare di essere miti, e questo dice di sé Norberto Bobbio: "Mi piacerebbe avere la natura dell'uomo mite. Ma non è così. Sono troppo spesso in preda alle furie (dico 'furie' e non 'eroici furori') per considerarmi un uomo mite. Amo le persone miti, questo sì, perché sono quelle che rendono più abitabile questa 'aiuola', tanto da farmi pensare che la città ideale non sia quella fantasticata e descritta sin nei più minuti particolari dagli utopisti, dove regna una giustizia tanto rigida e severa da diventare insopportabile, ma quella in cui la gentilezza dei costumi sia diventata una pratica universale (come la Cina idealizzata dagli scrittori del Settecento)".

Le parole, con cui si chiude questo suo testo bellissimo, alte e commosse, ribadiscono la tesi che la mitezza è una forma di vita antitetica a quella che si ha nell'arena politica. "Avete capito: identifico il mite con il nonviolento, la mitezza con il rifiuto di esercitare la violenza contro chicchessia. Virtù non politica, dunque, la mitezza. O addirittura, nel mondo insanguinato dagli odi di grandi (e piccoli) potenti, l'antitesi della politica."

La mitezza, i suoi costitutivi elementi tematici, le sue connotazioni ideali, la sua attitudine a rendere le relazioni umane gentili e moderatrici di tensioni, e a ricercare quello che unisce le persone, e non tanto quello che le divide, risplendono in questo testo: animato dalla grande intelligenza critica e dalla grande umanità di Norberto Bobbio.

La mitezza è riconciliazione

Quali sono le radici fenomenologiche della mitezza, e cosa ci dicono della sua fisionomia psicologica e umana? Alle considerazioni, così profonde e così rigorose, così appassionate e così splendenti, sulla sua natura umana e cristiana, l'una intrecciata all'altra, o l'una disgiunta dall'altra, ne vorrei ora aggiungere altre che nascano dagli orizzonti di una psichiatria fenomenologica, e che tendano a coglierne il nucleo tematico. Sì, la mitezza è anche accettazione di quello che noi siamo, dei nostri limiti e delle nostre fragilità, e solo così, del resto, giungiamo ad accettare i limiti e le fragilità degli altri: senza pretendere da altri cose che noi stessi non saremmo in grado di realizzare. Ma, solo se siamo riconciliati con noi stessi, saremmo in grado di accogliere il nostro prossimo con gentilezza e con serenità; e vorrei ancora dire che la persona mite sa scegliere il tempo di parlare, e il tempo di tacere, e non cerca di fare valere i propri diritti ad ogni costo: accettando le avversità senza ribellarsi.

La mitezza sgorga dal cuore, e ha in sé una interiore disposizione ad accogliere le esperienze felici, e infelici, della vita, e ad apprendere il difficile sentiero del perdono. La si coglie nel linguaggio delle parole, e nel linguaggio del corpo vivente, nel suono della voce, nei gesti, nel modo di camminare, e di chiudere una porta; e crea intorno a sé una climax di fiducia: testimoniando della sua presenza ogni volta che rinunciamo a difenderci, e a vendicarci. La mitezza è insomma una torcia sempre accesa sul sentiero della nostra vita, e non può nascere se non dalla grazia che ne illumina e ne redime le ombre: dischiudendo in esse improvvise donazioni di senso. Non so se la mitezza sia una qualità umana innata, o una qualità alla quale ci si possa educare; ma, anche se ci sono persone segnate dalla grazia che sanno essere miti in ogni circostanza della vita, ciascuno di noi dovrebbe imparare ad essere mite quando questo sia necessario: cosa, ovviamente, non facile, e forse impossibile, ma alla quale dovremmo cercare disperatamente di avvicinarci.

Ma a quale altra virtù, a quale altra qualità di vita, a quale altro stato d'animo, la mitezza è vicina?

La mitezza e la gentilezza

La mitezza sconfina nella gentilezza che le è affine nel rifiuto della indifferenza e della violenza, dell'egoismo e della noncuranza, dell'aggressività e della impazienza, della superbia e dell'indolenza, ma anche nell'accoglienza e nell'ascolto, nell'attesa e nel rispetto dell'altro, che consentono alle persone miti e alle persone gentili di partecipare al destino dell'altro: mai sentito come lontano, ed estraneo. Cosa le separa, cosa le distingue, allora? Forse, solo il fatto che la mitezza è una esperienza di vita radicata, come la gentilezza, nella interiorità e nel silenzio, ma di questa meglio aperta alla dimensione sociale del vivere e del morire. Nella solitudine, nella solitudine del deserto e nella solitudine della vita di ogni giorno, noi abbiamo sempre, e in ogni momento, bisogno della gentilezza che ci accompagni nelle nostre esperienze interiori, nella nostra contemplazione e nella nostra preghiera, nelle nostre attese e nelle nostre speranze, e forse meno della mitezza della quale abbiamo bisogno quando ci incontriamo con gli altri, ed entriamo in comunicazione con loro. Ma, gentilezza e mitezza si intrecciano, e si confondono, l'una nell'altra, come esperienze psicologiche e umane che vorrei chiamare sorelle: sorelle gemelle nella loro fragilità e nella loro generosità. Se l'una e l'altra vivono nel nostro cuore, ogni relazione umana, ogni relazione interpersonale, perde ogni traccia di freddezza e di aggressività, e si fa relazione creatrice, e animatrice, di ascolto e di speranza. Senza mitezza, e senza gentilezza, nel cuore non si può vivere nella gioia, che è la più fragile e la più impalpabile delle nostre emozioni, e che ha i bagliori effimeri di una farfalla bruciata dal sole.

Queste riflessioni sui diversi modi di essere delle virtù, degli stati d'animo, delle qualità umane, della mitezza e della gentilezza non sono logomachie sofisticate e inutili ma intendono solo rimarcare le ragioni che ci fanno considerare l'una e l'altra come esperienze misticamente aperte ad arcani orizzonti che diano un senso alla vita: anche nel dolore e nella disperazione, nella tristezza e nella solitudine. Quando siamo malati, e ancora di più (forse) quando siamo soli, non c'è salvezza se non nell'incontrare persone delicate e gentili, miti e generose, capaci di testimoniare le cose alle quali, senza conoscerle bene, noi aspiriamo nel silenzio e nel segreto; e allora immediatamente ci accorgiamo dell'immenso valore che si nasconde in esperienze di vita così ignorate, e così rimosse, così impalpabili, e così misteriose in fondo, come sono mitezza e gentilezza.

La mitezza e la malinconia

Nel suo saggio sulla mitezza Norberto Bobbio esclude che essa abbia a che fare con la tristezza, con la malinconia, ma su questa tesi non mi sentirei di concordare. Le ombre della malinconia non sono estranee alla mitezza quando la malinconia non sia malattia, non sia condizione depressiva, ma stato d'animo che si rispecchia nella magica parola tedesca di *Stimmung*. Cosa contraddistingue la malinconia-stato d'animo, la malinconia-*Stimmung*, la malinconia che fa parte della condizione umana, la malinconia che è leopardianamente la premessa ad ogni esperienza poetica? La malinconia ci allontana dalle cose banali della vita, e ci fa entrare, o almeno ri-entrare, nei luoghi segreti della nostra interiorità, e nel silenzio delle nostre ferite visibili, e invisibili; consentendoci di recuperare, e di ritrovare, la dimensione della meditazione e della contemplazione: premesse all'infinito colloquio con noi stessi, e con gli altri da noi. La malinconia leopardiana, benché non nei modi radicali con cui la cosa avviene nella malinconia-malattia, cambia il nostro modo di sentire e di pensare, di guardare al senso di quello che si svolge nella nostra interiorità, e nelle realtà mondane dalle quali siamo circondati, e sommersi.

La psichiatria non può fare a meno di richiamarsi a Leopardi e a Rilke quando si confronta con una esperienza umana, come è questa della malinconia-stato d'animo, della malinconia creatrice, che fa parte della vita, e che non è estranea alla sfera semantica ed emozionale della mitezza. Questa dolce malinconia, che partorisce le belle cose, e che è più dolce dell'allegria, non si avvicina forse ai modi di essere della mitezza? Ma, ancora, la mitezza non può non renderci consapevoli del dolore che c'è nella vita, e delle sconfitte che ci sono in essa, e non può non essere accompagnata dalla malinconia che diviene, a sua volta, matrice di riflessione e di meditazione.

Così, ci può mai essere una mitezza senza la presenza umbratile e intermittente della malinconia?

La mitezza e la follia

Dal pozzo insondabile del passato rinascono i ricordi della mia vita in ospedale psichiatrico, e oggi il ricordo di una giovane paziente che rivedo con la luce della memoria nella sua infinita tristezza e nella sua stremata mitezza. Il passato, che rinasce dalla memoria con i suoi imprevedibili bagliori, non è se non un infinitesimale frammento, una goccia effimera, nell'immenso pozzo del passato, che abbiamo vissuto, e che riemerge, insondabile e imperscrutabile, in schegge talora inattese, e talora inafferrabili.

Dal mio passato rinasce la immagine di una giovane paziente (Elena) che, ancora al liceo, si incamminava lungo il sentiero di una esperienza psicotica che si attenuava solo dopo alcuni interminabili anni. La cosa, che la contrassegnava in ogni momento della sua malattia, è stata una condizione umana di indicibile mitezza: mai una parola, o un gesto, di ribellione, e sempre una inespressa accettazione del dolore dell'anima, della tristezza, del male di vivere, e anche della morte volontaria, tentata non una sola volta, che mi ricordava la morte di Ofelia, e quella di Mouchette nel bellissimo film di Robert Bresson: l'una e l'altra affascinate dalla morte volontaria nelle acque di un fiume, e di uno stagno. Elena era la migliore della sua classe in latino e greco ma anche in italiano, con una straordinaria vocazione all'apprendimento delle lingue che le consentiva di leggere in lingua originale testi tedeschi, inglesi, e francesi. Come talora avviene, la malattia è esordita, e si è svolta poi in tempi rapidissimi; e un sintomo iniziale è stato quello della anoressia che la induceva a rifiutare ogni alimentazione. Cure farmacologiche e psicologiche non riuscivano ad arginare la perdita di interesse e di slancio vitale, di progettazione scolastica e di speranza. Elena si chiudeva in una ghiacciata solitudine dalla quale nulla riusciva ad allontanarla, si inaridiva l'impegno scolastico, e a mano a mano veniva meno la lettura dei suoi poeti e dei suoi romanzieri.

Alti e bassi, degenze e dimissioni, si alternavano nel corso dei tre anni di acuta scompensazione psicotica, e l'anoressia continuava ad esserne il sintomo di più radicale importanza: accompagnandosi a ripetuti tentativi di suicidio. Nonostante questo, fra una ricaduta e una ripresa della malattia, la giovane paziente concludeva gli studi liceali, e si iscriveva a lettere e filosofia; riuscendo a dare alcuni esami. Ma le remissioni non duravano a lungo, e nemmeno sono state utili le degenze in case di cura che si occupavano di disturbi alimentari. Elena era sempre più murata viva nella condizione psicotica che non le consentiva alcuna relazione dialogica: perduta nei suoi deliri e nelle sue allucinazioni. Le strategie terapeutiche non ne infrangevano la solitudine autistica nella quale continuava a naufragare nel silenzio, e nella disperazione. Ma, in psichiatria, le remissioni cliniche sono sempre possibili, e così, dopo gli anni perduti in una condizione di disperazione senza fine, le cose miglioravano nel contesto di associazioni farmacoterapeutiche e psicoterapeutiche, ma anche socioterapeutiche; ed Elena riprendeva i contatti con la vita, e con la vocazione allo studio e alla lettura.

(Sono le cose, queste, che aiutano la psichiatria a non disperare nemmeno quando nulla sembra lasciare vivere una sola goccia, una sola scintilla, di speranza, e che la rendono consapevole delle infinite risorse che continuano a vivere anche nel tempo della malattia.)

Si possono (così) passare nel dolore gli anni più belli della propria vita, quella adolescenziale, ci si può ammalare della malattia più oscura e straziante, quella psicotica, senza che mai vengano meno la indicibile bellezza dell'anima, e la luce estenuata della mitezza. Certo, Elena non riusciva a riprendere gli studi universitari, e la sua giovinezza trascorreva fra un passato sigillato da immense sofferenze, e un presente aperto ad attese e a speranze che sembravano infrante; ma la mitezza, accompagnata da gentilezza e da delicatezza (quanti stati d'animo si intrecciano nella vita), non si è mai venuta inaridendo.

Una storia clinica, come ce ne sono molte, e nondimeno mi è sembrato utile ricostruirla nei suoi essenziali orizzonti di senso, e questo perché in Elena la follia, la follia che Shakespeare ha rappresentato nella inenarrabile figura di Ofelia, mi è apparsa nella sua indicibile mitezza e nella sua grazia ferita dal dolore, e dal desiderio lancinante della morte volontaria. Quando nel mondo inquietante della follia, e la cosa è molto più frequente di quello che non si creda, ci si confronta con destini come questo, non si può non essere ogni volta divorati dalla constatazione che, nel mondo di oggi, mitezza e gentilezza, tenerezza e nostalgia, si ritrovano nella loro luce più splendente e arcana qui, nei mondi a noi così estranei, e da noi così ignorati, che sono i mondi del dolore e della disperazione, i mondi della dolce follia, della follia sorella sfortunata della poesia. Nel suo volto indifeso, e illuminato dal sorriso, negli anni in cui l'anoressia e la profonda tristezza erano in lei, Elena continuava a rivelare la sua meravigliosa mitezza, e la sua fragile gentilezza, a chi la curava, e a chi la incontrava.

Non c'è conoscenza senza sofferenza, lo diceva Simone Weil, ma mitezza e gentilezza non sono, forse, così luminose se non quando siano accompagnate dal fuoco ardente del dolore dell'anima che è il dolore della follia? Sono parole, lo so bene, che non hanno alcuna forza di persuasione in stagioni, come queste, contrassegnate dal rifiuto delle esperienze umane che si associano al dolore, o che fanno parte dell'universo enigmatico della follia; e, anzi, come si possono dire queste cose quando i pregiudizi sulla follia continuano a dilagare, negandola nei suoi valori umani, nella sua mitezza e nella sua fragilità, nella sua dignità e nella sua donazione di senso?

Vorrei nondimeno che, mettendo fra parentesi pregiudizi crudeli e ingiusti, ci si avvicinasse a chi viva sul ciglio degli abissi della depressione, o della schizofrenia, nel silenzio, cercando di sintonizzarsi con i battiti del cuore, del proprio cuore e del cuore di chi sta male. Quando questo avvenisse, e non può morire la speranza che un giorno questo accada, davvero cambierebbe il modo di pensare la follia, e di riviverla, cogliendola nella sua straziata umanità, e nelle sue disperate richieste di aiuto, e sentendo vibrare in essa l'anima luminosa della gentilezza e della mitezza.

La mitezza come forma femminile di vita

Le parole, che sono venuto dicendo, ci danno della mitezza una immagine articolata nei suoi bagliori e nella sua friabilità, nelle sue ombre e nella sua grazia; ed essa mi sembra rispecchiarsi in Elena, e in pazienti come lei. Sì, la malattia, la malattia che si accompagna al dolore dell'anima nella condizione depressiva e in quella schizofrenica, rende fragile ogni paziente, e sensibile alla influenza delle parole e dei gesti, e non si può non essere atterriti pensando ai modi, e riconoscendone la frequenza, con cui in ospedale psichiatrico un tempo, ma ancora oggi talora nei servizi ospedalieri e nei servizi ambulatoriali di psichiatria, ci si avvicinava, e ci si avvicina, ai pazienti con gelida inadeguatezza, e nella radicale incomprensione delle parole, e dei gesti, di cui essi hanno un febbrile bisogno. Certo, lo diceva Norberto Bobbio, e non potrei non associarmi al suo pensiero, la mitezza è qualità umana, virtù se si vuole, essenzialmente femminile ma non solo femminile, e questo, e non solo questo, non avvalora la tesi che non sia possibile uniformare, e considerare tranquillamente interscambiabili, l'essere-donna e l'essere-uomo, se non idolatrando qualità umane elettivamente maschili, estranee alla debolezza e alla fragilità, alla contemplazione e alla meditazione, alla solitudine e alla pazienza, e contrassegnate invece dalla forza e dalla inaridita interiorità, dalla sicurezza e dalla impazienza, e non di rado dalle infinite forme della violenza?

La mitezza e la fragilità

L'incorporea diafanità umana della mitezza si riflette come in uno specchio in quella della fragilità, così facile, e così difficile, da descrivere se non ricorrendo a parole umbratili, a bianche parole morenti, che nascano dal cuore e dal silenzio, dalla preghiera e dalla luce, dall'attesa e dalla speranza; ma la fragilità è come il nocciolo arcano e segreto della mitezza: l'una si trasfonde nell'altra, o almeno l'una non vive senza l'altra. Certo, la fragilità si accompagna alla gentilezza e alla tenerezza, alla dolcezza e alla mansuetudine, alla misericordia e alla semplicità; ma la fragilità si intreccia ancora più misteriosamente alla mitezza così indicibile nella sua fragile grazia: si incrina, si sfalda, si rompe, si dissolve e si annulla facilmente, lasciando dietro di sé frantumi di stelle, indistruttibili, e nondimeno incapaci di ricomporla nella sua unità, e nella sua *Gestalt*, nella sua fascinazione, e nelle sue risonanze tematiche. Cosa rimane della mitezza quando, fragile come essa è, si frantuma? Non rimangono se non le ombre perdute di un sogno che dilegua lasciando scie impalpabili di tristezza e di dolore. La mitezza sconfitta, la mitezza tradita, non diviene mai risentimento ma semmai nostalgia, illusione di un'impossibile rinascita, ferita inemendabile. Non posso non sentire, e non posso non definire, fragile la mitezza di Elena così esposta alle ferite della indifferenza e della noncuranza, della distrazione e della incomprensione. Sì, la malattia rende fragile, o forse ancora più fragile, la mitezza che, come quello che in vita risplende della luce delle stelle, non può non essere fragile. La mitezza non è una forma di vita magmatica e pietrificata nei suoi splendori ma, come le cose essenziali, è una forma di vita che almeno in parte non può non risentire di quello che avviene intorno a lei, e così può essere ferita da disillusioni, e da distrazioni.

La fragilità fa parte della vita, e delle forme di umana fragilità non può non occuparsi la psichiatria, così immersa nelle sue proprie fragilità e nelle fragilità dei pazienti, che essa cura, e così esposta al rischio di accrescerle. La linea della fragilità è una linea oscillante e zigzagante che lambisce, e unisce, aree tematiche diverse, e talora, almeno apparentemente, lontane le une dalle altre. Sono fragili, e si rompono così facilmente, non solo quelle che sono le nostre emozioni e le nostre ragioni di vita; ma sono fragili, e si dissolvono facilmente, anche le nostre parole: le parole con cui vorremmo aiutare chi sta male, e le parole che desidereremmo dagli altri quando siamo noi a stare male. Come sono fragili, del resto, le relazioni, anche quelle terapeutiche, che nascono e muoiono fra noi e gli altri, e che si accendono e si spengono dolorosamente, e talora improvvisamente.

Come non riconoscere nell'area simbolica e semantica, esistenziale e metafisica, della fragilità una dimensione essenziale della condizione umana? Cosa questa sarebbe stralciata dalla fragilità e dalla debolezza, dalla sensibilità e dalla instabilità, dalla finitudine e dalla speranza, dalla ricerca e dalla nostalgia di un infinito anelato e mai raggiunto? Come non ammettere che ci sono forme diverse di fragilità, talora concordanti e talora discordanti, ma sigillate le une e le altre da una stremata umanità? A questa fragilità, a questa linea *luminosa* della fragilità, alla fragilità che si costituisce come il nocciolo tematico di esistenze adolescenziali, e di esperienze fondamentali della vita, si accompagna la linea *dolorosa* della fragilità: le fragilità che fanno male, e sono causate dalle malattie somatiche, e da quelle psichiche. Sono le fragilità, così comuni e così nascoste, dalle quali sgorgano le sofferenze del corpo e dell'anima, e nelle quali si tende a riconoscere, e anzi ad esaurire, la sola dimensione della fragilità. La malattia fa rinascere fragilità nascoste e debolezze segrete, ma ci sono infiniti modi di essere fragili e di essere deboli: modi visibili, e modi invisibili, comuni alla donna e all'uomo; benché possano mutare nell'una e nell'altro le risonanze interiori alle proprie esperienze di fragilità. L'essere fragili è una condizione di vita comune a ciascuno di noi, ma, come Norberto Bobbio dice della mitezza, è una disposizione d'animo prevalentemente, ma non esclusivamente, femminile.

La mitezza in poesia

Nell'avviarmi alla conclusione di questo mio discorso sulla fenomenologia della mitezza vorrei dire che anche da alcune poesie rinascano immagini e parole che testimoniano della mitezza, e della tenerezza dei loro autori.

Non so se si leggano ancora le poesie [48] di Sergio Corazzini, nasceva a Roma nel 1886, e a Roma moriva nel 1907 di malattia tubercolare, nonostante che, nella collana bianca einaudiana, le sue poesie siano state pubblicate in anni lontani, ma non molto lontani, a cura di Stefano Jacomuzzi. Sono poesie nelle quali mi sembra rispecchiarsi la presenza di una stremata mitezza, e di un'arcana gentilezza, immerse nel lago oscuro della fragilità. Sono poesie che sembrano liquefarsi, leggendole, e che Enrico Morselli [107], il mio predecessore nella direzione dell'ospedale psichiatrico di Novara, sulla scia della sua estrema sensibilità estetica e della sua grande cultura psicopatologica amava nella loro grazia ferita, e nella loro malinconia creatrice.

Ancora una volta la poesia disegna con le sue luci e le sue penombre il cammino friabile e oscuro della conoscenza dell'anima; e alle voci poetiche, alle quali mi sono più volte richiamato nei miei libri, vorrei ora aggiungere la voce esile e impalpabile del giovanissimo poeta romano: così vicina, e così lontana, da quella, ad esempio, di Giovanni Pascoli. Certo, siamo nel cuore di un decadentismo riscattato nondimeno dalla grazia, e di questo sono una ardente testimonianza due sue poesie.

La prima poesia ha questo titolo: *Il mio cuore*.

Il mio cuore è una rossa
macchia di sangue dove
io bagno senza possa
la penna, a dolci prove

eternamente mossa.
E la penna si muove
e la carta s'arrossa
sempre a passioni nove.

Giorno verrà: lo so
che questo sangue ardente
a un tratto mancherà,
che la mia penna avrà
uno schianto stridente...
...e allora morirò.

Di una seconda poesia (*Desolazione del povero poeta sentimentale*) vorrei citare la terza strofa, e l'ultima.

Io voglio morire, solamente perché sono stanco;
solamente perché i grandi angioli
su le vetrate delle cattedrali
mi fanno tremare d'amore e di angoscia;
solamente perché, io sono, oramai rassegnato come uno specchio,
come un povero specchio melanconico.

Vedi che io non sono un poeta:
sono un fanciullo triste che ha voglia di morire.

L'ultima strofa, ancora più dolorosamente legata al presentimento della morte, è questa:

Oh, io sono, veramente malato!
E muoio, un poco, ogni giorno.
Vedi: come le cose.
Non sono, dunque, un poeta:
io so che per esser detto: poeta, conviene
viver ben altra vita!
Io non so, Dio mio, che morire.
Amen.

Cosa dice [79] il curatore del volume einaudiano della esperienza poetica di Sergio Corazzini? "Si è parlato anche per lui – e con ragione – dei luoghi comuni ai crepuscolari (conventi, ospedali, case solitarie, chiese abbandonate, ecc.), ma forse non si è riflettuto a sufficienza sulla sempre maggiore labilità che tali luoghi e oggetti assumono, sulla loro sostanza sempre più emblematica e sempre meno decifrabile. Si è detto delle immagini tipiche raccolte intorno ai motivi dei luoghi serrati e chiusi e non si è posta sufficiente attenzione all'insofferenza che ne scaturisce, al bisogno dichiarato di caduta degli orizzonti, di proiezione in un 'cielo più novo e più lontano / sovra il canto degli uomini e del mare'."

Queste considerazioni di critica letteraria indicano alcune linee tematiche della poesia di Sergio Corazzini, ma in essa mi sembra di sentire il timbro della fragile mitezza che dilaga in una adolescenza contrassegnata dal presentimento e dall'attesa della morte. Sono poesie percorse da questa presenza-assenza della morte che è l'invisibile interlocutrice del poeta, e che ne rende così dolorose le immagini e le metafore; ma sono poesie che testimoniano (anche) di una mitezza, e di una gentilezza, infinite: donatrici di senso e di speranza.

La mitezza come esperienza di vita

La mitezza fa parte della vita sana, e della vita malata, della vita normale, e della vita patologica, e questo ne riconferma le sue fondazioni radicalmente umane e metafisiche che sono al di là di ogni categoria clinica. La mitezza è una esperienza umana inattuale, e faticosa da vivere, nel mondo di oggi che dà importanza a qualità umane ad essa radicalmente antitetiche: negate all'ascolto dell'indicibile, e dell'inesprimibile. Ma la mitezza, che si nasconde nella vita interiore di ciascuno di noi, è una risorsa essenziale nel creare relazioni umane dotate di senso, e sta a noi difenderla e mantenerla viva, o inaridirla e spegnerla. Non la si comprende fino in fondo, se non la si correla con le sue fondazioni filosofiche e teologiche; ma ci sono esperienze psicopatologiche nelle quali, come in Elena, la mitezza rifulge nelle sue penombre fragili e dolorose, struggenti e nostalgiche, e ci sono esperienze poetiche nelle quali, come in Sergio Corazzini, si snodano tracce fosforescenti di mitezza e di tenerezza che l'attesa della morte rende ancora più arcane, e smarrite. La mitezza insomma fa parte della vita, è difficile realizzarla, e nondimeno è necessario guardare ad essa come ad una stella filante che accompagna con la sua luce fragile e umbratile il nostro cammino; al di là dell'essere, o del non essere, genitori, insegnanti, o psichiatri, che hanno compiti fra i più difficili e complessi della vita.

Le considerazioni di Carlo Maria Martini e di Norberto Bobbio, e quelle di Dietrich Bonhoeffer, possano aiutarci a comprendere meglio gli orizzonti di senso e i confini tematici della mitezza, e possano educarci a riconoscerla nella nostra vita interiore: come baluardo dinanzi alle ferite e alle lacerazioni a cui così di frequente la dignità umana è esposta in una vita, come la nostra, sigillata dal rischio della indifferenza, e della violenza. Non so se sia possibile imparare ad essere miti, a rivivere, e ad accrescere, la mitezza in noi, la mitezza che è grazia, e che trasforma misteriosamente l'ombra, la pesantezza della vita, in luce, ma so che siamo tutti chiamati a riconoscere le tracce della mitezza nelle persone con cui ci incontriamo: a cogliere le scintille fragili e timide che sono in esse, e a non spegnerle sulla scia di noncuranze, e di indifferenze, o anche solo di distrazioni.

Alleanze

La mitezza e la gentilezza, si intrecciano l'una all'altra ma è (forse) più facile riconoscere la immagine della gentilezza che non quella della mitezza. La prima è continuamente presente nelle parole e nei gesti delle persone gentili, non la si può non vedere, e non la si può non amare; la seconda si nasconde nelle parole e nei gesti delle persone miti che sono non di rado schive, e che non desiderano rivelare le regioni profonde della loro anima. Sia la mitezza sia la gentilezza vengono dal cuore, e solo la intelligenza del cuore riesce ad intenderle fino in fondo nella loro fenomenologia. L'una e l'altra sono situazioni umane che rendono la vita degna di essere vissuta in ogni suo momento, e che testimoniano dei valori inalienabili della interiorità e della immaginazione, della fragilità e della solidarietà, della attesa e della speranza, che fanno parte di ogni esperienza umana, e che non sempre sono fino in fondo rispettate nelle loro risonanze etiche, e umane.

Non saprei cosa aggiungere ancora a questo mio discorso se non ricordando che la mitezza e la gentilezza sono due immagini (sigillate dalla luce della grazia) di una comune realtà emozionale, e di una comune husserliana *Lebenswelt* (di un comune mondo della vita), e ci aiutano a mantenere la nostra dignità, e a difendere la dignità degli altri, in una circolarità esistenziale ed ermeneutica che senza fine le unisce.

3. Il sorriso e le lacrime

Le donazioni di senso

Il sorriso e le lacrime si intrecciano e si distinguono, si allacciano e si separano, in caroselli senza fine; e nell'una e nell'altra di queste due forme di vita così labili e così fuggitive, così umbratili e così luminose, così visibili e così invisibili, così fragili e così impalpabili, si nasconde l'anima nella sua epifania e nel suo mistero: nei suoi bagliori e nel suo silenzio. Nel sorriso e nelle lacrime la donazione di senso della fragilità rifulge in una delle sue forme più belle e scintillanti che ridesta tenerezza e gentilezza, timidezza e stupore, inquietudine e speranza nel dolore. Si può sorridere nelle lacrime, e si può piangere sorridendo, nell'ascolto dell'indicibile che grida nelle oscurità luminose del dicibile. Nel sorriso e nelle lacrime la vita ci viene incontro, in ogni età, mitigando l'angoscia e il dolore, la tristezza e la malinconia, le speranze ferite e la disperazione, le insicurezze e le vertigini del nonsenso. Quando, in un volto lacerato dal dolore rinasce labile e fuggitiva l'ombra di un sorriso, non si è forse abbagliati come dall'improvviso rinascere di un arcobaleno?

Il sorriso e le lacrime sono modi di essere che, sgorgando dalle profondità della nostra vita interiore, portano alla luce, e rendono visibili, stati d'animo, slanci del cuore, che creano relazioni umane dotate di senso: aperte alla comprensione e alla accoglienza, all'ascolto e al dialogo, alla attesa e alla speranza, alla simpatia e alla reciprocità delle emozioni. Sono modi di essere che ci consentono di accostarci al dolore e alla gioia, alla tristezza e alle inquietudini dell'anima, nel pieno rispetto della dignità, della dignità dell'altro e della nostra dignità. Sorridendo, e non ridendo, piangendo lacrime ardenti e sincere, e non lacrime algide e spente, riveliamo agli altri, a quelli che stanno male soprattutto, la nostra fragilità e la nostra debolezza, le nostre speranze; e senza di esse è molto difficile riuscire a testimoniare credibilmente la nostra solidarietà, e la nostra inclinazione a formare una comunità di cura, e una comunità di destino. La grazia, che si nasconde in un sorriso, e in una lacrima, incrina la notte oscura dell'anima, e la converte in una più chiara forma di vita.

Sono infiniti i linguaggi del sorriso e delle lacrime, e per coglierne alcuni, ancora una volta, non è possibile non chiedere aiuto alla poesia.

Negli occhi tuoi ridenti e fuggitivi

Non vorrei iniziare le mie errabonde considerazioni sul sorriso senza ricordare le cose arcane e stupende che Giacomo Leopardi dice nel secondo volume dello *Zibaldone di pensieri* [92]: mirabile e inaudita testimonianza di una anima lacerata dal dolore, e divorata da una indicibile nostalgia di infinito. "Della lettura di un pezzo di vera contemporanea poesia, in versi o in prosa (ma più efficace impressione è quella de' versi), si può, e forse meglio, (anche in questi sì prosaici tempi) dir quello che di un sorriso diceva lo Sterne; che essa aggiunge un filo alla tela brevissima della nostra vita. Essa ci rinfresca, per così dire; e ci accresce la vitalità."

Nella poesia, nella grande poesia, il mondo ci appare nella sua leggerezza e nella sua luminosità, nella sua ingenuità e nella sua freschezza, nella sua bellezza e nel suo mistero, nella sua armonia e nella sua follia; e la geniale intuizione leopardiana ha potuto riconoscere nel fuggitivo lampeggiare di un sorriso, errante su di un volto, una esperienza di vita non diversa da quella della poesia. Certo, il sorriso, il balenare di un sorriso che sgorga misteriosamente dagli occhi, non mai come in *A Silvia* [91] scende smarrito e commosso, stregato e insonne, nel cuore, e ridesta nella sua luce stremata la fragile eco di una speranza che muore, e che continua a vivere nella memoria incrinata dal dolore.

Le prime due strofe della poesia:

Silvia, rimembri ancora
Quel tempo della tua vita mortale,
Quando beltà splendea
Negli occhi tuoi ridenti e fuggitivi,
E tu, lieta e pensosa, il limitare
Di gioventù salivi?

Sonavan le quiete
Stanze, e le vie dintorno,
Al tuo perpetuo canto,
Allor che all'opre femminili intenta
Sedevi, assai contenta
Di quel vago avvenir che in mente avevi.
Era il maggio odoroso, e tu solevi
Così menare il giorno.

Il sorriso è qui, nella sua grazia ferita, sulla soglia di un vivere sfiorato dal dolore e dalla nostalgia, e di un morire presentito già nel fiore della giovinezza perduta, e sognata nelle sue vane attese; ma non potrei non ricordare ora le mirabili parole [56] di Francesco Flora su Silvia, e sul suo sorriso, che, lette al liceo, continuano a vivere intatte e musicali nella mia memoria affascinata.

"Quegli occhi 'ridenti e fuggitivi' son forse la più originale espressione leopardiana. Il pudico senso col quale la giovinetta schiva gli occhi di chi la guarda, e la balenante rapidità di quell'atto, si raccolgono in quell'aerea proporzione di luce ridente, di iridi fugaci, di palpebre che si abbassano. Il rapporto di quei due aggettivi, il particolare suono ed accento della loro unione, generano l'immagine toccante di quel volto d'adolescente; ove il sorriso (che è un intimo moto dell'anima e quasi una interna luce che s'irradia in tutta la persona, sebbene più illumini l'arco delle labbra) è riferito allo splendore degli occhi, perché gli occhi sono la più vera bellezza di Silvia, e con essi ella sorride, e con più luce di quella che nasce nel sorriso delle labbra."

Sono parole dalle struggenti e arcane risonanze emozionali alle quali seguono queste: "E in quel *fuggitivi* è da sentire implicito il senso pensoso che sarà rivelato nel verso seguente. Dirà che le quete stanze sonavano al perpetuo canto di Silvia: e pur la vede lieta e pensosa: la naturale letizia degli anni ancora ignari dell'acerbo vero non era incomposta in Silvia: ma come temperata da un ritegno, naturale anch'esso e non già meditato; tuttavia pensoso, come se in uno oscuro presentimento v'entrasse un senso della non lontana morte. Rievocando una persona che morì giovane, avviene a noi di ripensare al suo volto, se pure fu quello di persona lieta e ridente, come soffuso da una lontana mestizia, da un indistinto riflesso di morte".

Sì, in Silvia sono gli occhi a sorridere, e il sorriso degli occhi ha più luce del sorriso delle labbra, e questa splendida immagine mi ha accompagnato in queste mie pagine sulla grazia, e sul mistero del sorriso: come salvaguardia della dignità umana in noi.

Sono venuta a comprare un sorriso

Ma ora *da* Giacomo Leopardi, dalla sua poesia più bella e inenarrabile, dalla immagine stregata di questi occhi ridenti e fuggitivi, *a* Emily Dickinson, ad una sua poesia [51] fragile ed eterea, impalpabile e delicata, mozartiana, della quale vorrei citare la prima strofa, e i primi quattro versi della seconda.

Sono venuta a comprare un sorriso – oggi –
appena un sorriso solo –
il più piccolo sul vostro viso –
andrà benissimo –
quello che nessun altro rimpiangerebbe
tanto piccolo nell'accendersi –
signore – sono qui che prego al banco –
se aveste agio di vendere –

Ho diamanti – sulle dita –
i diamanti li conoscete?
Ho rubini – come il sangue della sera –
e topazi – come stelle!

La immagine del sorriso rinasce acquatica e leggera da questa poesia lieta e gentile, rapsodica e spumeggiante; e, fra le grandi poesie narrative di Emily Dickinson, vorrei ora citare questa, enigmatica e metaforica, rischiarata dalla luce friabile di un sorriso.

La poesia [51] nella traduzione di Mario Luzi:

La mia vita era un fucile carico
in un canto della casa: un giorno
passò il padrone, egli, ravvisatami,
mi portò con sé

e ora vagabondiamo in regali foreste,
ora diamo la caccia al daino,
ogni volta che per lui prendo a parlare
rispondono nette le montagne:

sorrido, una luce dal cuore
dilaga nella valle,

quasi un lembo di Vesuvio
lasciasse il suo piacere,

e quando a notte, ben consumato il giorno,
vigilo sul capo del padrone
è meglio che sprofondare insieme
nel più soffice guanciale.

Commentando la poesia, Marisa Bulgheroni [41] ne indica la complessa e articolata linea interpretativa ma la mia citazione è motivata dalla splendida immagine del sorriso che, come una luce dal cuore, dilaga nella valle, e che, come un lembo di Vesuvio, rinasce dalla oscurità del discorso poetico.

Era tenero e fine il suo sorriso

Il tema inafferrabile del sorriso risplende ancora in due poesie di Rainer Maria Rilke che sono attraversate da struggenti e bellissime metafore.

La ultima strofa di una poesia (*Malinconia di fanciulla*), che fa parte del *Libro delle immagini* [119], dice arcane cose sul sorriso come nostalgia, come neve che discende a Natale, e come raggio di luna che si rifletta in un libro amato.

Era tenero e fine il suo sorriso
come brillio d'antico avorio, come
nostalgia, come neve che a Natale
sull'oscuro villaggio discende,
come turchese in mezzo a fitte perle,
come raggio di luna
su un caro libro.

La seconda poesia (*Inizio dell'amore*) fa parte delle *Poesie sparse* [120], ed è stata scritta, nel 1915, in un periodo di profonda depressione del poeta.

O sorriso, primo sorriso, il nostro.
Era una cosa sola: respirare il profumo dei tigli,
ascoltare il silenzio del parco, a un tratto attoniti
volgere l'uno all'altra gli occhi fino al sorriso.

C'era in questo sorriso il ricordo di una lepre
che poco fa giocava là nell'erba;
era questa l'infanzia del sorriso. Più solenni
poi gli furono infusi i movimenti

del cigno che vedemmo dividere più tardi
lo stagno in due metà
di sera senza suoni. –
E gli orli delle cime contro il libero, puro,
notturno cielo già tutto futuro
avevano tracciato orli a questo sorriso
contro il futuro estatico del volto.

Il sorriso come memoria della infanzia, e il sorriso che a mano a mano rinasce dagli occhi in un succedersi febbrile di immagini oscure e luminose insieme. Il sorriso nella sua stremata fragilità e nella sua incrinata malinconia, nella sua lunare nostalgia e nella sua sommessa cantabilità.

Ci vendemmia il sole

Non è, forse, fra le sue più belle la poesia di Ungaretti (*Fase di guerra*), scritta in zona di guerra, nel 1916, e nella quale [136] il sorriso è immerso enigmaticamente nella danza febbrile di liquide immagini.

Nel molle giro di un sorriso
ci sentiamo legare da un turbine
di germogli di desiderio

Ci vendemmia il sole

Chiudiamo gli occhi
per vedere nuotare in un lago
infinite promesse

Ci rinveniamo a marcare la terra
con questo corpo
che ora troppo ci pesa

La poesia fa parte del *Porto sepolto*, la più celebre raccolta di poesie ungarettiane, che è [136] il luogo di insondabili profondità, archeologie del segno, abisso baudelairiano, ed insieme nome favoloso d'infanzia, oasi dopo tappe e arsure di deserto, radice originaria della parola, del canto cercato da Orfeo, e ritorno sepolto e perduto per sempre.

Ripenso il tuo sorriso

Così inizia una bellissima poesia [106] di Eugenio Montale nella quale il sorriso è una acqua limpida che scorre sommessa fra le petraie di un greto.

La poesia è questa:

Ripenso il tuo sorriso, ed è per me un'acqua limpida
scorta per avventura tra le petraie d'un greto,
esiguo specchio in cui guardi un'ellera i suoi corimbi;
e su tutto l'abbraccio d'un bianco cielo quieto.

Codesto è il mio ricordo; non saprei dire, o lontano,
se dal tuo volto s'esprime libera un'anima ingenua,
o vero tu sei dei raminghi che il male del mondo estenua
e recano il loro soffrire con sé come un talismano.

Ma questo posso dirti, che la tua pensosa effigie
sommerge i crucci estrosi in un'ondata di calma,
e che il tuo aspetto s'insinua nella mia memoria grigia
schietto come la cima d'una giovinetta palma...

E il tuo sorriso mi cadeva in volto

Da due poesie [116] di Antonia Pozzi, non potrei ancora una volta non pensare in questo contesto tematico alla luce assorta della sua vita poetica, sgorgano improvvise immagini di un sorriso che, farfalla colorata, rinasceva dalla sua anima ferita.

È, questa, una altra struggente e indimenticabile immagine del sorriso.

La prima (*Non so*) è stata scritta a poco più di vent'anni.

Io penso che il tuo modo di sorridere
è più dolce del sole
su questo vaso di fiori
già un poco
appassiti –

penso che forse è buono
che cadano da me
tutti gli alberi –

ch'io sia un piazzale bianco deserto
alla tua voce – che forse

disegna i viali per il nuovo
giardino.

A ventitre anni, e la morte non è lontana, il sorriso rinasce da una altra poesia (*La rampa*) dolorosa e incrinata dal pianto.

Vidi un'altissima luna
per dune di nebbia versarsi
in limpidi laghi
d'aria.

E il tuo sorriso mi cadeva in volto,
dall'alto,
da fresche fontane
dentro urne di pietra
grondanti:

mentre ai ginocchi ci serrava l'alito
giovane
dei sambuchi

e profondavano nell'ombra
lunghe scale
di terra.

L'immagine del sorriso che cade in volto dall'alto, da fresche fontane dentro urne di pietra, è una misteriosa metafora nella quale galleggiano le ombre del dolore, e della morte; e sui temi di indicibile bellezza delle poesie di Antonia Pozzi vorrei rimandare alle luminose parole [49] di Stefano Crespi.

Le sue parole sono queste: "C'è nella poesia della Pozzi questa sorta di fragilità, come volto umano, come corruttibile evento, come bellezza esistenziale rispetto alla cifra di una bellezza essenziale", e ancora: "Un segnale di un'oltranza sottile lo possiamo trovare nel bianco che è il colore grammaticale di queste liriche: l'anima bianca della notte, la luce, la luna, il bianco d'inverno. Resiste certo la vibrazione psicologica, la dolce carità delle apparenze. Ma quel bianco è il punto di negazione della realtà, della chiarità cosciente, della radicale penombra, della scia di silenzio".

Così, dalle poesie di Leopardi, di Emily Dickinson, di Rilke, di Ungaretti, di Montale e di Antonia Pozzi, rinascono le schegge tematiche di una fenomenologia del sorriso: come umana esperienza immersa nella grazia, che ne cancella le ombre, e come premessa a riflessioni di matrice antropologica alle quali non può giungere il discorso umano, troppo umano, della psichiatria. Non è facile, e forse non è possibile, cercare di definire la immagine evanescente e sfuggente del sorriso senza richiamarsi alla poesia, e in particolare alle poesie, ora citate, dalle quali riemerge la immagine del sorriso nella sua umbratile delicatezza, e nella sua friabile dignità, crudelmente recise talora dalla realtà con la sua durezza, e nella sua indifferenza. Ma è una bellissima immagine del sorriso anche quella che Hermann Broch [38] ci fa conoscere nel suo sconvolgente romanzo, *La morte di Virgilio*: "Oh l'uomo, nel cui sorriso, nonostante tutto dimora il divino, cosicché nel sorriso egli divinamente conosce l'anima che gli è vicina, l'uomo che gli è simile – l'intesa tra gli uomini, la nascita del linguaggio umano dal sorriso".

Il sorriso come trascendenza

Le parole ardenti e balenanti [95] di madre Teresa di Calcutta, "Il sorriso è un grande mantello che copre una moltitudine di dolori", ci aiutano a riconoscere in un sorriso la possibile presenza di angoscia e di tristezza, di smarrimento e di disperazione, di nostalgia e di rimpianto. Come in ogni esperienza emozionale, anche nel sorridere si intrecciano infiniti orizzonti di senso che dovremmo cercare di riconoscere. Nel sorridere, quello che noi siamo, la nostra autentica natura, si svela nelle sue ombre e nelle sue luci, nei suoi adombramenti e nei suoi disperati appelli, nella sua immanenza e nella sua trascendenza, nelle sue contraddizioni e nelle sue dissonanze. I volti e gli occhi testimoniano di quello che sono il nostro sorridere e il nostro piangere; ed è il linguaggio del corpo vivente, del corpo che vive e significa, a rendere evidenti questi luoghi dell'anima che sono il sorriso e le lacrime.

Nell'uno, e nelle altre, si parla in *altro* modo da quello delle parole, fragili creature viventi, dalle quali non è sempre possibile fare lievitare le regioni segrete e arcane dell'anima, che hanno bisogno di sorriso e di lacrime, di allusioni e di gesti, di sguardi e di silenzi, di slanci del cuore. Certo, il sorridere non ha nulla a che fare con il ridere che ne è la controfigura trionfale ed esteriore. Non si può talora non ridere dinanzi a situazioni e a parole che interrompano il comune andamento di un discorso; e, benché del ridere si sia occupato in un suo celebre libro Henri Bergson [14], nulla dell'anima ferita e assorta, lacerata e sorpresa, si riflette nella espressione mimica del riso, e invece nella aerea ed eterea atmosfera di un sorriso. Ma altre cose distinguono, e disgiungono, il sorridere dal ridere: in questo non ci sono interiorità e spiritualità, nostalgia e febbrile desiderio di consonanze di senso, contemplazione e ansia di infinito, gentilezza dell'anima e tenerezza, amicizia e amore, mitezza e timidezza; e, cosa che riassume questi diversi modi di essere nel mondo del sorriso, non c'è colloquio, e non c'è dialogo, con noi stessi e con gli altri.

Il sogno di un sorriso

Da un libro di F.J.J. Buytendijk [43], la dimensione umana del sorriso scaturisce luminosa e stregata, e testimonia delle penombre che misteriosamente lo riempiono. Conosciamo un sorriso puro e impuro, un sorriso riservato, aperto, doloroso, sprezzante, malvagio, amaro, sarcastico, pieno di compassione, intelligente, sciocco, buono, cordiale, leggero, timido, imbarazzato, amorevole, gaio, sereno e incantato; ma il sorriso nella sua più profonda e radicale dimensione dialogica e creatrice non può se non essere quello leopardiano: quello che, segnato dalla gioia e dalla grazia, addolcisce la tristezza di una anima ferita dal dolore; quello che si rispecchia luminosamente nel primo sorriso di un bambino. Il sorriso nasce talora spontaneamente dalle regioni segrete della nostra anima, e talora sulla scia di incontri e di situazioni che ci rasserenano.

Come scrive Robert Walser [138] nei *Fratelli Tanner*, uno dei suoi romanzi più belli e nostalgici, scaturiti nei lunghi anni della sua permanenza in ospedale psichiatrico, "un sorriso, se non offende, ne fa sempre nascere un altro", e Klara, la protagonista del romanzo, dice: "Come sono felice e allegra oggi; tutto in me è sorriso, un beato sorriso. Il cuore intero sorride". Nella immagine del cuore, che sorride, si rispecchiano la tenerezza e la gentilezza trasognate della follia che ha accompagnato la vita dello scrittore svizzero, ma senza mai privarlo, nei suoi romanzi e nelle sue poesie, di straziata e magica creatività.

Queste sono la prima e la terza strofa di una poesia [139] che dice la sua indifesa estraneità alla vita.

Il calore della terra scura,
il suo bianco innocente,
il prato verde argento

hanno dato al mondo un sogno,
il sogno di un sorriso.

Colori di ragazza
leggiadri e ammiccanti
hanno dato al mondo il sogno
di un sorriso felice,
io me ne sto alla finestra.

Il sorriso come silenzio

Al tema del sorriso ha dedicato splendide pagine Helmuth Plessner [115]: uno dei grandi filosofi tedeschi del secolo scorso. Il sorriso può esprimere sorpresa e gioia ma anche sofferenza e amarezza. Trionfo e sconfitta lo sigillano. Il sorriso è negli occhi, e negli sguardi che si aprono al mondo, ancora più che nelle labbra, e rinasce nella sua friabile delicatezza da stati d'animo talora intessuti di tristezza. Il sorriso ha una sua particolare posizione nelle forme di espressione mimica, e ha interne consonanze con la leggerezza e con la impalpabilità degli altri movimenti del volto; ma cosa si vuole dire sorridendo? Cose talora consapevoli, e talora inconsapevoli, talora volontarie, e talora involontarie: cose che intendono narrare le nostre inquietudini, e le nostre insicurezze, la nostra amicizia, e la nostra solidarietà, e che vorremmo fare conoscere: cose che dicano la nostra timidezza e la nostra dignità, la nostra simpatia e la nostra vicinanza a chi ci sta ascoltando: cose che ci muovono alla indulgenza e alla pazienza, alla comprensione e alla solidarietà nella sventura, e nella speranza. Ma, ancora, il sorriso è espressione mimica che rimanda al pudore, alla innocenza, alla umiltà, alla gioia, alla condiscendenza, alla condivisione e alla luce interiore dell'anima.

Il sorriso insomma ha un suo linguaggio, e nondimeno, come il silenzio, significa sempre qualcosa: anche se in forma assorta, ed enigmatica. Il sorriso e il silenzio non hanno parole ma nell'uno e nell'altro si nascondono significati che dicono qualche volta più di quello che non dicano le parole; e ancora silenzio e sorriso sono esperienze umane intrecciate senza fine l'una all'altra. Come il silenzio interrompe il flusso del discorso, e ci consente di meditare quello che si sta dicendo, e quello che si sta ascoltando, così il sorriso interrompe la infinita cascata delle espressioni mimiche del volto, ne distende i lineamenti, e ne recupera una loro più profonda dimensione.

Il sorriso come mimica dello spirito

Le ambivalenze del sorriso, il suo sgorgare da motivi non sempre immediatamente decifrabili, la molteplicità delle tonalità emozionali che lo fanno nascere, gli consegnano una posizione particolare nell'area delle espressioni mimiche. Le scienze naturali si sono occupate del sorriso, muovendo dalla tesi che sia un ridere *in statu nascendi*, ma non è così: il sorriso è una autonoma forma di vita espressiva che è portatrice di emozioni complesse e dilemmatiche. Il sorriso, come ancora dice Helmuth Plessner, non è se non la mimica dello spirito: scaturisce dalle profonde sorgenti della vita spirituale, e testimonia della radicale umanità dell'uomo. Le tracce fuggitive e balenanti del sorriso si ritrovano in stati d'animo che non sono solo quelli della gioia e della serenità, della commozione e della esperienza mistica, ma anche, lo vorrei dire ancora, quelli della tristezza, della malinconia, dell'amarezza, della nostalgia e della disperazione; e, come dice Rilke, non è forse possibile morire dell'indicibile fiore del sorriso?

La umanità dell'uomo, la sua spiritualità, risplende allora nel gesto lieve ed effimero, etereo e impalpabile, del sorriso che è apertura all'infinito.

Il sorriso di Narciso

Nel concludere queste mie considerazioni sulla fenomenologia del sorriso, sui suoi camaleontici modi di essere che la poesia e anche la filosofia ci aiutano a meglio conoscere, vorrei citare quello che del sorriso, di un sorriso che nasce sulla scia di una lacerante e straziante esperienza di vita, ha scritto Thomas Mann in uno dei suoi testi più affascinanti: *La morte a Venezia*. Ne sgorga una immagine del sorriso ancora più sconvolgente di quelle che sono venuto delineando in queste mie pagine; ed è la immagine del sorriso di Tadzio, un giovane di grande bellezza, del quale si innamora il protagonista del racconto, Gustav von Aschenbach, famoso per i suoi saggi e i suoi romanzi storici, e ora sulla via di un suo precoce tramonto. (Nella trasposizione cinematografica, splendidamente e crudelmente realizzata da Luchino Visconti, le musiche struggenti e inquietanti della terza e della quinta sinfonia di Gustav Mahler accompagnano lo svolgersi delle sequenze filmiche; e lo scrittore è trasformato in musicista: rendendo così più immediato il riferimento al celebre musicista austriaco. Il film ricrea, e dilata, le atmosfere proustiane del racconto, e diviene elegia funebre ed estetizzante di una mitteleuropa morente.)

Dalla bellissima traduzione di Anita Rho in una edizione Einaudi, del 1954, le risonanze emozionali di Gustav von Aschenbach dinanzi al sorridere di Tadzio riemergono febbrili e lancinanti. "Non si aspettava la cara apparizione, essa giungeva improvvisa, senza ch'egli avesse avuto tempo di atteggiare il suo viso a serena dignità. Gioia, sorpresa, ammirazione vi si dipinsero senza dubbio chiaramente quando il suo sguardo incontrò colui del quale aveva sentito l'assenza; ed ecco, in quell'istante Tadzio gli sorrise, d'un sorriso eloquente, confidenziale, carezzevole e schietto, schiudendo le labbra a poco a poco." Si lambiscono allora i bordi degli abissi: "Era il sorriso di Narciso che si piega sullo specchio della fonte, quel sorriso profondo, incantevole, prolungato col quale egli tende le braccia al riflesso della propria bellezza – un sorriso un poco contratto dalla vanità dell'aspirazione a baciare le labbra soavi della propria ombra, pieno di civetteria, di curiosità, di lieve sofferenza, affascinato e affascinante". E infine, discesi ormai negli abissi senza fondo di una perduta passione, ci si accorge della stregata importanza emozionale di un sorriso: di questa silenziosa e inafferrabile metafora del corpo vivente: del corpo che significa. "L'uomo al quale era destinato quel sorriso se lo portò via come un dono fatale. Era così commosso che dovette fuggire la luce della terrazza e del giardino, e a passi rapidi cercò rifugio nell'ombra del parco. E stranamente eruppe in rimostranze tenere e indignate: 'Non devi sorridere così! Hai capito? Non bisogna sorridere così a nessuno!'. Si gettò su una panca, fuori di sé, respirando il profumo notturno degli alberi. E riverso sulla spalliera, con le braccia penzoloni, abbattuto e scosso da brividi intermittenti, formulò la formula eterna del desiderio... assurda in quel caso, inammissibile, infame, ridicola e tuttavia santa anche questa volta e degna di rispetto: Ti amo!"

Da questa immagine del sorriso, inebriante e fugace nuvola del volto umano, non può non scaturire, direi, una ultima e più radicale connotazione semantica e fenomenologica del sorriso che le parole di Thomas Mann ci dicono di quale forza espressiva, talora ambigua e drammatica, possa essere dotato: quando gli occhi siano divorati dall'indicibile e fiammeggiante diapason emozionale della passione.

Ma ora il mio discorso si rivolge agli orizzonti tematici delle lacrime.

Nel sorriso e nelle lacrime (le lacrime sono forse il supremo sorriso), emozioni sorelle nella loro friabilità e nei loro orizzonti di senso, nella loro rinascita involontaria dagli abissi invisibili della nostra vita, nella loro arcana fenomenologia e talora nella loro interscambiabilità semantica (ci sono lacrime che si nascondono in un sorriso, e ci sono le ombre di un sorriso in una lacrima che improvvisa scenda lungo un volto macerato dal dolore), si intravedono sempre i bagliori di un corpo, di un corpo vivente, che dice qualcosa di quello che c'è di essenziale nella nostra anima, e che le parole non dicono. Il linguaggio delle lacrime ci parla della tristezza e dello smarrimento, della nostalgia ferita e talora della disperazione, dell'ansia e della ricerca di infinito, ma talora anche della tenerezza e della speranza, dell'attesa e dell'ascolto dell'indicibile. Ci sono lacrime che fanno male e lacrime stremate di dolcezza, lacrime amare e lacrime che leniscono le emozioni silenziose, e martoriate dal dolore. Ci sono lacrime che rinascono ogni volta sulla scia dei ricordi (dei ricordi felici e di quelli infelici, dei ricordi accorati e di quelli straziati, che si levano in volo inafferrabili e imprevedibili dalla memoria vissuta: dalla memoria così splendidamente descritta da sant'Agostino), e lacrime di gioia: come quelle provate da Pascal (*Joie joie joie pleurs de joie*) nell'ora delle sue esperienze mistiche inenarrabili e sconvolgenti.

Le lacrime sono in ogni caso la temeraria testimonianza di un dolore, di una angoscia e di una disperazione, che non sono pietrificati in noi, nella nostra vita interiore, ma che, come il sorriso, ci mettono in comunicazione con gli altri da noi, e che non di rado sono una oscura e inesprimibile richiesta di aiuto. Quando non si hanno più lacrime, quando cioè il corpo vivente si perde nello stupore, e nella impossibilità di comunicare e di significare qualcosa, e questo avviene nelle condizioni estreme di dolore, si toccano i vertici della incomunicabilità, e della solitudine dell'anima. Non dimenticando nondimeno come ci siano cuori di pietra incapaci nella loro glaciale freddezza di provare dolore.

Le lacrime, e non solo il sorriso, questi gemiti silenziosi del corpo vivente, hanno in sé molteplici, e talora discordanti, significati che dovremmo sapere interpretare nel loro nocciolo segreto, e nel carosello infinito delle cose che ci vengono incontro in vita. Le lacrime e il sorriso testimoniano delle ombre e della grazia, della dignità, che sono nella condizione umana, e ci aiutano a riconoscerla nelle sue segrete dimore emozionali, e spirituali.

Le lacrime come esperienza interiore

Quando dinanzi a noi c'è qualcuno che pianga, o qualcuno che sorrida di un sorriso fuggitivo e arcano, cosa avviene nella nostra vita interiore? Quali parole abbiamo nel cuore, e con quale timbro emozionale siamo capaci di dirle, quali sguardi (non si comunica solo con le parole ma anche con le parole del silenzio e con gli sguardi che di esse si nutrono), bruciati dal deserto emozionale, o dalle braci dell'attenzione, animano i nostri volti, nell'incontro silenzioso con chi pianga? Conosciamo i gesti (quello di stringere una mano, o quello di fare una carezza) che aiutano a vivere chi sia lacerato dalle lacrime, e dalla tristezza dell'anima?

Sono diverse le motivazioni emozionali delle lacrime: ci sono lacrime legate alla sofferenza dell'anima, e al dolore del corpo, ma ci sono lacrime che rinascono dalla nostalgia, dalla malinconia, dalle umiliazioni, dalla disperazione, e lacrime che sgorgano invece dalla gioia, dalla gioia di una meta raggiunta, dall'amore, dalla commozione, dalla compassione, dalle estasi mistiche: quelle di santa Caterina da Siena [45], e di santa Teresa d'Ávila [131] [132] in particolare. Ma non ci sono lacrime che talora improvvisamente ci sommergono ascoltando musiche come quelle, straziate dal dolore, di Franz Schubert, o di Fryderyk Chopin? Certo, le lacrime, quelle che spontaneamente rinascono dalla profondità della nostra vita emozionale, portano alla luce la intensità del dolore ma, almeno in parte, lo leniscono; allentando almeno temporaneamente la morsa dell'angoscia. Non in tutti noi gli stati d'animo dolorosi si accompagnano alle lacrime, e queste sono tanto meno frequenti quanto più profonde ne siano le lacerazioni dell'anima. Ovviamente, alcune emozioni non si accompagnano mai al linguaggio delle lacrime: così, ad esempio, l'invidia, l'odio, l'alterigia, l'apatia, la noncuranza, la indifferenza; e allora la esperienza delle lacrime testimonia della presenza di una vita interiore, e di una vita creatrice, che non si spegneranno mai.

Le lacrime sono dei segni

Le lacrime sono state descritte, e analizzate nei loro significati psicologici e umani, da Roland Barthes [7] che, in uno dei suoi libri, ci fa entrare nel cuore delle lacrime. Richiamandosi ai goethiani dolori del giovane Werther, egli scrive: "Ad ogni minima emozione amorosa, sia di felicità che di noia, Werther scoppia in lacrime. Werther piange spesso, molto spesso, e copiosamente. Ma chi piange in Werther? l'innamorato o il romantico?". Chiedendosi poi se il lasciarsi andare al pianto non sia una abituale espressione della persona innamorata, Roland Barthes, confermandola, ricorda che dolcissime lacrime concludono la lettura di Klopstock che Carlotta e Werther fanno in comune. Ma Barthes dice altre cose: "Chi scriverà la storia delle lacrime? In quali società, in quali epoche si è pianto? Da quando gli uomini (e non le donne) hanno smesso di piangere? Perché a un certo momento la 'sensibilità' è tornata ad essere 'sensibileria'? Le immagini della virilità sono mutevoli; i Greci, la gente del XVII secolo piangevano molto a teatro. Stando a Michelet, san Luigi si affliggeva per il fatto di non aver ricevuto il dono delle lacrime; una volta sentì le lacrime scendergli dolcemente sul volto ed 'esse gli parvero gustose e dolcissime, non solo al cuore ma anche alla bocca'. (Ancora: nel 1199, un giovane monaco si mise in cammino alla volta di un'abbazia di Cistercensi, nel Brabante, per ottenere attraverso le loro preghiere il dono delle lacrime)".

Le lacrime sono esperienze psicologiche e umane radicate in orizzonti dialogici di senso che Roland Barthes così definisce: "Piangendo, voglio impressionare qualcuno, fare pressione su di lui ('Guarda che cosa hai fatto di me'). Questo qualcuno potrebbe essere – ed è quasi sempre – l'altro, che si vuole in questo modo costringere ad assumere apertamente la sua commiserazione o la sua insensibilità; ma potrei anche essere io stesso: mi faccio piangere per provare a me stesso che il mio dolore non è un'illusione: le lacrime sono dei segni, non delle espressioni".

Questo bellissimo testo sulle lacrime si conclude con una immagine che ridà un senso unitario al discorso. "Cosa sono mai le parole? Una lacrima sola dice assai di più." Non dimentichiamo questa immagine: ci accompagni all'ascolto e alla interpretazione delle molte lacrime che il destino ci fa incontrare in vita. Nemmeno dimenticando, vorrei ripeterlo, che lacrime e sorriso sono emozioni che si riuniscono, e si scindono enigmaticamente, e continuamente, l'una dall'altra: testimoniando del dolore e delle speranze, della fragilità e delle attese, che sono parte viva della condizione umana.

Sono parole stregate e straziate quelle che Jean-Loup Charvet [47] ha dedicato alla eloquenza delle lacrime, questo è il titolo di un suo libro, che non si finisce mai di leggere.

"Le vere lacrime si offrono. O, più precisamente, si ricevono. Sono l'ultima cosa che si ha il diritto di sprecare. Essendo la cosa più preziosa al mondo, si offrono, o piuttosto vengono offerte. Si parla del dono delle lacrime. Le lacrime si offrono al nostro viso come al nostro intelletto o al nostro cuore, la loro evidenza ne rende inutile una definizione, dalla quale le protegge la loro intelligibilità. La loro chiara trasparenza evita loro una descrizione. Per darci la loro luce, per darci la loro leggerezza, per offrirci il loro silenzio, si sono affidate all'oscurità, si sono sottomesse alla gravità, si sono date ai sospiri."

Ma, sulla scia di immagini ardite e sfavillanti, arcane e indicibili, la significazione umana delle lacrime, la loro essenza, è così ancora tematizzata: "Immobili nella loro caduta, le lacrime partecipano a un movimento che non è più quello della terra. Non cadono mai veramente; o meglio raggiungono il loro obiettivo prima di essere cadute. Non tratteniamo le lacrime, sono loro che ci trattengono. Esse parlano scorrendo verso un altrove che è già oltre la loro esistenza. L'istante delle vere lacrime è quello dell'incontro tra la leggerezza della luce e il peso dell'ombra. Le due forze non si tengono a bada, ma in equilibrio. Per la vera lacrima la pesantezza e il buio sono solo un ricordo, ma un ricordo necessario alla sua leggerezza, indispensabile alla sua luce".

Nella metafora della leggerezza della luce, e del peso dell'ombra, risuonano le parole scintillanti di Simone Weil sulla pesantezza e sulla grazia, sull'ombra e sulla luce, ma ora una ultima citazione da questo splendido libro: "Le lacrime esistono al di là della luce, al di là della pesantezza, e persino al di là del silenzio. È allora che piangiamo per davvero *lachrimae verae*. Da questa eloquenza silenziosa nasce una conversazione infinita. Parola sensibile, parola necessaria e impossibile, la lacrima ha questo di paradossale: più è discreta, più significa, e più sfiora, più ci tocca nel profondo. Stranamente silenziosa, chiaramente visibile, risolutamente sospesa, è una scrittura che esiste solo nelle sue cancellature".

Solo con parole leggiadre e luminose, metaforiche e misteriose, come sono queste, ci si avvicina ai vasti confini emozionali e semantici delle lacrime che fanno parte della vita quando il dolore, o la gioia, la tristezza, o la disperazione, scendano su di noi; e anche la psichiatria è tenuta a riflettere su queste espressioni dell'anima, e del corpo: sul loro silenzio, e sul loro grido nascosto.

Dipinti e lacrime

Ma ci sono persone che piangono quando si trovano dinanzi a grandi opere d'arte.

Dipinti e lacrime è un libro [53] di James Elkins, che insegna storia dell'arte alla School of the Art Institute di Chicago, e ha voluto analizzare le emozioni, e le lacrime, che le persone provano dinanzi a dipinti antichi e moderni. Non a questi aspetti del suo discorso vorrei richiamarmi ma a quello che egli dice della genesi e della fenomenologia delle lacrime.

Gli esseri umani piangono a causa di molte cose: si può piangere per paura e per frustrazione, per dolore e per gioia, per insonnia e per avere troppo dormito, per tristezza e per noia, per timore del futuro e per nostalgia. Ci sono persone che non piangono nemmeno dinanzi a situazioni di grande dolore; e altre che piangono interiormente senza versare lacrime. Ci sono lacrime sincere e lacrime insincere, lacrime che vengono dal cuore e lacrime fredde che vengono dalla testa, lacrime discrete e lacrime artificiali; e non è facile riconoscerne le sorgenti. Ma cosa è una lacrima? si chiede James Elkins, e così risponde: "Conosciuta e ignota, fredda e calda, d'importanza cruciale e banale, falsa e vera, rara e comune, profonda e superficiale, palese e nascosta, sentita e inavvertita: si direbbe che non c'è nulla che una lacrima non possa esprimere"; e, ancora, c'è una cosa che distingue le lacrime dalle altre manifestazioni della nostra vita interiore: esse sgorgano dagli occhi, e sono la testimonianza che *qualcosa* è accaduto. Ma egli dice ancora che le lacrime nel mondo di oggi sono abitualmente considerate autoreferenziali, deboli e femminili, e solo alle donne è consentito piangere senza che ne dicano i motivi.

La vita interiore, la vita emozionale, tende oggi ad essere arida, e raggelata, ma i dipinti ci aiutano nel fare sorgere in noi commozione, immedesimazione e lacrime? Sì, se la nostra vita si svolge sulla scia divorante dei banali quotidiani avvenimenti, e non conosce le ragioni del dolore, e della tristezza, la vista di un quadro ci può allontanare dalla nostra apatia e dalla nostra aridità emozionale: dalla nostra freddezza e dalla nostra indifferenza. Le opere d'arte ridestano così, questa è la tesi di James

Elkins, non solo emozioni estetiche ma emozioni radicate nella nostra più profonda vita interiore, e ci aiutano a resistere alla pietrificazione dei nostri sentimenti, alla quale ci porta oggi la tecnica con la sua gorgonica fascinazione. I musei, e le mostre d'arte, possono allora svolgere una grande funzione formativa e creatrice nel sollecitare, e nell'animare, in noi la vita emozionale, la vita interiore, e la vita estetica, l'una intrecciata all'altra del resto; e le lacrime sono la visibile testimonianza della intensità e della profondità delle nostre emozioni.

Questi testi di Roland Barthes, di Jean-Loup Charvet, e di James Elkins, si confrontano da prospettive diverse con le dimensioni psicologiche e umane, fenomenologiche e antropologiche, delle lacrime, ma vorrei ora chiedermi come siano state rivissute le lacrime, che sono state parte della loro vita, da sant'Agostino e da santa Teresa d'Ávila, che ne hanno date dolorose testimonianze.

Il grande libro delle lacrime

Un fiume inenarrabile di lacrime dilaga in sant'Agostino quando nelle *Confessioni* [2] rievoca con parole straziate la morte della madre. "Le chiudevo gli occhi, e una tristezza immensa si addensava nel mio cuore e si trasformava in un fiotto di lacrime. Ma contemporaneamente i miei occhi sotto il violento imperio dello spirito ne riassorbivano il fonte sino a disseccarlo. Fu una lotta penosissima"; e ancora: "Ma cos'era dunque, che mi doleva dentro gravemente, se non la recente ferita, derivata dalla lacerazione improvvisa della nostra così dolce e cara consuetudine di vita comune?". Rivolgendosi allora a Dio egli diceva: "Privato di lei così, all'improvviso, mi prese il desiderio di piangere *davanti ai tuoi occhi* su di lei, su di me e per me; lasciai libere le lacrime che trattenevo di scorrere a loro piacimento, stendendole sotto il mio cuore come un giaciglio, su cui trovò riposo. Perché ad ascoltarle c'eri tu, non un qualsiasi uomo, che avrebbe interpretato sdegnosamente il mio compito".

Ma anche nelle pagine dedicate alla morte di un suo giovane amico, non se ne conosce il nome, sant'Agostino dice cose bellissime e commosse sul dolore e sulle lacrime che sgorgano dalla morte di una persona cara. Il dolore riempiva di tenebre il suo cuore, e i suoi occhi cercavano dovunque l'amico perduto senza incontrarlo; e solo le lacrime gli erano dolci, gli davano conforto e prendevano il posto dell'amico. Il dolore si allontanava: "Ed ora, Signore, tutto ciò è ormai passato e il tempo ha lenito la mia ferita. Potrei ascoltare da te, che sei la verità, avvicinare alla tua bocca l'orecchio del mio cuore, per farmi dire come il pianto possa riuscire dolce agli infelici? o forse, sebbene ovunque presente, hai respinto lontano da te la nostra infelicità e, mentre tu sei stabile in te stesso, noi ci muoviamo in un seguito di prove?".

Sant'Agostino così continua in questo che Jacques Derrida ha chiamato il grande libro delle lacrime: "Eppure, se non potessimo piangere contro le tue orecchie, non rimarrebbe nulla della nostra speranza. Come può essere dunque che dall'amarezza della vita si coglie un soave frutto di gemiti, di pianti, di sospiri, di lamenti? La dolcezza nasce forse dalla speranza che tu li ascolti?"; e infine: "Io non speravo né invocavo con le mie lacrime il ritorno dell'amico alla vita, ma soffrivo e piangevo soltanto. Io ero infelice e la mia felicità più non era. O forse il pianto è una realtà amara e ci diletta per il disgusto delle realtà un tempo godute e ora aborrite?".

La fenomenologia delle lacrime, la loro significazione religiosa e umana, la loro misteriosa donazione di senso, la loro dignità, il loro sgorgare dall'infinito dolore che si accompagna alla morte di persone care, la loro apertura alla speranza, rinascono luminosamente da queste pagine che non si possono leggere senza una emozione profonda, e senza sentirle vicine alle nostre comuni esperienze di vita. Saremmo tentati di immaginare che il destino degli occhi non sia solo quello di vedere ma anche quello di piangere; testimoniando del mistero insondabile dell'anima che nel dolore si rifugia nel corpo vivente.

Le lacrime hanno avuto grande importanza spirituale e umana anche nella vita di Teresa d'Ávila.

Le lacrime sono un dono

Nel suo libro della vita [131] santa Teresa d'Ávila descrive le lacrime che inondavano di gioia la sua anima mentre pregava. Le sue lacrime hanno avuto una significazione religiosa, ancora più che non semplicemente umana, mentre quelle di sant'Agostino sono state umanissime, sono in noi quando il dolore scende sulla nostra vita, anche se trasfigurate dalla fede e dalla speranza.

Nel pregare, l'anima in santa Teresa si scioglieva in lacrime, ne veniva bagnata senza conoscerne la provenienza, e l'acqua non spegneva, e anzi accresceva, il fuoco interiore che le dava gioia. Leggendo sant'Agostino le sue lacrime si accompagnavano a grande dolore, e scendevano sul suo volto come un dono; dando consolazione all'anima, e intenerendo il cuore. Come non pensare allora che le lacrime siano dotate di un potere salvifico, e di una misteriosa trascendenza? Ma le lacrime sono anche il segno della grazia che viene da Dio. "A un'anima principiante, se Dio le dona questa grazia, pare davvero non ci possa essere altro da desiderare, e si sente appagata del ricevuto. Ne ha ben donde; una lacrima di queste che, pur nulla potendo senza Dio, quasi cerchiamo, non è paragonabile a tutte le fatiche del mondo; sono lacrime accompagnate da grande profitto"; e ancora: "Il Signore mi aveva concesso il dono delle lacrime; mi piaceva leggere, e cominciai a vivere momenti di solitudine, a confessarmi spesso, a iniziare, insomma, il cammino che aveva come maestro il libro".

Le lacrime assumono, così, una dimensione metapsicologica e metafisica; testimoniando di una loro sorgente dagli abissi dell'anima perduta in una indicibile esperienza mistica.

Ma il tema delle lacrime rinasce anche da una altra grande opera di santa Teresa, *Il castello interiore* [132], nella quale si dice che non tutte le lacrime sgorgano dalla grazia, e che è necessario valutarne la fonte. Le lacrime sincere portano con sé conforto e pace, e poche volte fanno soffrire: ma anche quelle, che sono un dono della grazia, non bastano a dare un senso alla vita. "Non pensiamo di avere raggiunto la meta se piangiamo molto; mettiamo invece mano a molte opere e alle virtù: a queste dobbiamo interessarci. Le lacrime verranno quando Dio vuole, senza sforzarsi di ottenerle. Allora lasceranno irrigata questa arida terra, e saranno di grande aiuto alla maturità del frutto perché saranno acqua celeste. Quella che ci procurassimo stancandoci a scavare, non ha nulla a che vedere con questa. Molte volte scaveremmo indebolendoci, senza trovare neppure una pozza o una sorgente".

Non la perdita di una persona cara, come in sant'Agostino, ma la vita, la vita nella fede e nella speranza, è la fonte delle lacrime in santa Teresa che le rivive come dono, e come grazia, e che la avvicinano a Dio, al mistero della sua presenza, ma che da sole non bastano se non sono accompagnate dalle opere di carità che ci mettono in comunione con gli altri: con il loro destino di dolore, e di solitudine.

Le lacrime, nel loro valore simbolico e teologale, non sono state estranee alla esperienza mistica di Juan de la Cruz: sia pure con una tensione non così ardente come quella delle lacrime di santa Teresa d'Ávila.

Le mie lacrime hanno bagnato la terra

Nelle opere di san Juan de la Cruz risplende la immagine affascinante ed emblematica della notte oscura dell'anima, dell'ombra che è in essa, come metafora della condizione umana nella sua angoscia e nella sua ricerca di Dio, ma anche come nostalgia della grazia che si accompagna alla notte oscura. Questa non è solo una metafora ma è anche un cammino, un itinerario che porta alla grazia, e a Dio; e di san Juan de la Cruz vorrei citare una poesia [81] che ci parla delle sue lacrime.

Seduto sulle fiumane
di Babilonia ho pianto
e le mie lacrime hanno
bagnato la terra.

E ricordandomi di te,
Sion diletta,
la tua memoria era dolce
e aumentava il mio pianto.

Ho lasciato le vesti della festa
e ho indossato quelle dell'affanno,
e ai verdi salici ho appeso
l'arpa che portavo con me.

L'ho deposta nell'attesa
di ciò che in te speravo:
e l'amore mi ha ferito
e mi ha strappato il cuore.

La notte oscura è la metafora centrale del pensiero poetante di san Juan de la Cruz, ed è immersa in una esperienza mistica opaca e negativa che si accompagna alla angoscia e alle lacrime ma che è aperta alla luce redentrice della grazia.

Voi, dolci lacrime

Di Friedrich Hölderlin [74], dalla follia trascinato alla fine nella angoscia e nella dissociazione, vorrei citare le prime due strofe, e la quinta e ultima, di una lirica dedicata alle lacrime: complessa, ed enigmatica, come ogni sua lirica.

Amore celeste! Amore gentile! Se ti
Dimenticassi, e voi, colpite dal destino,
Voi, ardenti di fuoco ma colme di cenere e
Deserte e devastate ormai,

Voi, care isole, occhi del meraviglioso mondo!
Voi che ora uniche e sole a me importate,
Voi rive, dove la sua idolatria,
Ma per i Celesti solo, espia l'amore.

Ma voi, dolci lacrime, il lume degli occhi
Tutto non mi spegnete; lasciate,
Ingannevoli ladre, che a me una memoria
Sopravviva, perché nobile muoia.

La tristezza, la desolazione dell'anima, attraversano questi versi, ma le lacrime, le dolci lacrime, sono invitate a non spegnere la luce degli occhi, e a non cancellare le stelle filanti della memoria. Sono versi che lasciano presagire gli abissi di dolore che hanno contrassegnata la vita straziata di questo, fra i più grandi poeti tedeschi di ogni tempo, che la follia ha portato a creare liriche di incomparabile bellezza, e poi a spegnerne ogni creatività.

Sai ancora piangere?

Nel *Requiem per un'amica* (Paula Modersohn-Becker), che è una composizione poetica [119] fra le più alte e arcane di Rainer Maria Rilke, risplendono versi bellissimi che ci dicono del pianto, delle lacrime, cose straziate e luminose.

Non spaventarti se ora io comprendo,
se urge in me e altro non posso, devo,
se anche dovessi morirne, comprendere.
Comprendere che tu sei qui. Comprendo.
Come un cieco comprende una cosa intorno a sé
io sento il tuo destino e non so dargli un nome.
Lamentiamo, tu ed io, che dal tuo specchio
ti ha tolta un uomo. Sai ancora piangere?
Non sai. Impeto e forza delle lacrime
tu mutasti nel tuo maturo sguardo e eri sul punto
di convertire ogni tuo succo in una
forte esistenza che s'innalza
in equilibrio e circola alla cieca.

Una ultima citazione da questa splendida lirica:

Se in qualche luogo un tratto di me piccolo,
che ancora non conosco, mi affiori dal profondo,
forse il più puro della mia infanzia:
io non voglio saperlo. Voglio farne
un angelo senza guardarlo e voglio
lanciarlo nella prima schiera d'angeli
che gridano magnificando Iddio.

Le lacrime divengono pianto dirotto, lamento, e le parole raggiungono una tensione espressiva lacerante, e sconvolgente. La figura dell'amica morta è colta nella immensa fragilità della sua vita, e nella sua inaudita dissolvenza sacrificale.

Ancora alle lacrime Rilke ha dedicato versi inquietanti e misteriosi in due poesie che fanno parte delle *Poesie sparse* [120], e da una di queste (*All'angelo*) vorrei stralciare gli ultimi versi nei quali il sorriso sconfina nelle lacrime.

Nel pianto siamo appena commoventi,
ad occhi aperti siamo appena svegli.
Il nostro sorriso non seduce,
e se seduce chi lo segue? Uno qualsiasi.

Angelo, allora dovrò lamentarmi?
Ma quale mai sarà il mio lamento?
Ah, io grido, io batto a tutta forza il mio tamburo,
ma non m'illudo che qualcuno m'oda.

Il mio frastuono non giunge al tuo orecchio,
tu potresti sentirmi soltanto perché *sono*.
Illumina, illumina! Tu fammi più visibile
là fra le stelle. Perché io mi vanifico.

Non è facile seguire il cammino zigzagante di questi versi oscuri ed enigmatici, incentrati sulla figura dell'angelo, che sono stati così commentati da Andreina Lavagetto [88]: "L'angelo compare in questa lirica – in uno scorcio agile scandito da unità sintattiche di due versi, raccolte in quartine – con gli attributi che conosciamo dalle due prime *Elegie* e dalla dizione sublime dell'epistolario spagnolo. Sorgente di luce in un cielo notturno infinitamente lontano, l'angelo illumina le vette dei monti, i crinali, non le regioni profonde abitate dall'uomo. L'angelo è immobile, centro di una simmetria perfetta che divide i giorni; l'angelo è sostanza limpidissima che nessuna vicenda o invocazione umana può intorbidare; è principio muto e impassibile, e l'uomo può solo chiedere, senza speranza di essere udito, che quella luce lontana fermi il suo scomparire e lo renda 'più visibile / là fra le stelle'".

Il pianto e il sorriso si inseriscono dolorosamente in questo discorso sull'angelo come figura trascendentale.

La seconda poesia (*Odette R...*) è breve, ed esordisce con una immagine sfolgorante.

> Le lacrime, le più profonde, *salgono*!
>
> Oh, allorché una vita è ascesa fino in cima
> e dalle nuvole del proprio affanno
> ricade: noi chiamiamo morte questa pioggia.
> Ma più sensibile si fa a noi poveri, per questo, l'oscuro –,
> più prezioso, a noi ricchi, il regno strano della terra.

La breve lirica riprende il motivo della legge, armonica e infallibile, che muove tutte le cose nell'ascendere e nel ricadere, bagnando come pioggia una terra scura e fertile; e, in ogni caso, dai testi di sant'Agostino e di santa Teresa d'Ávila, e dalle poesie di san Juan de la Cruz, di Hölderlin e di Rilke, scaturiscono le complesse e vertiginose linee tematiche delle lacrime che ne definiscono la dimensione umana e mistica, l'ombra e la grazia, la dignità.

Le lacrime e il dolore dell'anima

Cosa è mai la psichiatria se non cognizione del dolore nelle sue più diverse espressioni? Ci sono in vita dolori laceranti che ci rinchiudono in una disperata e pietrificata solitudine, e non è sempre possibile incrinarla. Ci sono dolori che si nascondono nel segreto della nostra interiorità, e che si lasciano intravedere solo da chi abbia attitudini ad ascoltare il grido silenzioso di chi chieda aiuto senza nemmeno riuscire ad esprimerlo. Ci sono dolori che le lacrime fanno riemergere dalle nostre tristezze e dalle nostre angosce, dalle nostre inquietudini dell'anima e dalle nostre nostalgie. Come ogni linguaggio, il linguaggio delle lacrime è semanticamente enigmatico, e talora ambiguo, limpido, e talora contraddittorio, straziato, e talora nostalgico; e ogni volta deve essere decifrato con attenzione stremata, e senza impazienza.

Ci sono condizioni di vita psicopatologica nelle quali le lacrime sono frequenti, e altre nelle quali esse non si manifestano. La regione tematica, più facilmente contrassegnata dalla insorgenza delle lacrime, è quella depressiva nelle sue diverse scansioni fenomenologiche; e come non essere colti, ogni volta, da una grande commozione quando si vedano lacrime improvvisamente sgorgare da esistenze murate in gelide e straziate maschere di silenzio, e di disperazione? Non c'è, in psichiatria, esperienza umana più sconvolgente di quella che rinasce dal balenare di una lacrima, o di un sorriso, in una depressione chiusa nel suo silenzio impenetrabile, e ne annuncia la vicina guarigione.

L'infinito nelle lacrime e nel sorriso

Le lacrime e il sorriso sono forme di vita, forme di espressione emozionale, che si manifestano in esperienze normali, e in esperienze psicopatologiche. Sono ponti che annullano le distanze fra le une e le altre, e che ci aiutano a ritrovare isole di straziata normalità nella sofferenza psichica, e schegge di sofferenza psichica nella normalità. Sono cose che interessano la psichiatria nella misura in cui sia disciplina che cura non solo con strategie farmacoterapeutiche ma anche con strategie fenomenologiche; e di queste fanno parte il timbro emozionale delle parole, la delicatezza degli sguardi e dei gesti, la gentilezza e la mitezza, le lacrime e il sorriso.

Ma cosa proviamo, incontrandoci con destini straziati dal dolore, quando ci accorgiamo di lacrime che improvvisamente inondano un volto: immergendolo nel lago oscuro della inquietudine del cuore, e della tristezza? Solo se sappiamo riviverle in noi, nella nostra interiorità ferita, diamo un senso alle lacrime, ed evitiamo di inaridire un colloquio terapeutico. Sono così fragili le lacrime, ed è troppo facile ferirle, o ignorarle, nei loro orizzonti di senso; e solo recuperandone il loro retroterra umano e spirituale ci avviamo ad una più ampia conoscenza delle emozioni che, leggere e singhiozzanti, fanno parte della vita. La psichiatria italiana, sulla scia degli ideali della psichiatria tedesca a suo tempo così strettamente legata alla filosofia e alla poesia, non è più psichiatria manicomiale, ma psichiatria attenta alle grandi questioni umane ed etiche della vita alle quali può consegnare radicali ragioni di chiarificazione e di comprensione, di approfondimento e di illuminazione tematica.

Certo, solo in un contesto di ascolto, e di ermeneutica decifrazione di quello che avviene nella vita psichica, è possibile in psichiatria, e nella vita di ogni giorno, avvicinarsi ai significati, e in fondo al mistero, di balenanti ed emblematici fenomeni espressivi: come sono le lacrime, e il sorriso. Ma, a loro volta, lacrime e sorriso testimoniano della fragilità e della friabilità di una persona, e, quando questa ci chieda aiuto, di quanta gentilezza e di quanta delicatezza abbiamo bisogno per non ferirne la dignità, e per testimoniare qualcosa di umano: qualcosa che disponga il cuore alla attesa e alla speranza.

Frammenti

Non potrei meglio concludere questo mio discorso sul sorridere e sul piangere, sulla grazia e sulla dignità che li contraddistinguono, se non citando due splendidi frammenti del "Passagen-Werk" (l'opera più celebre di Walter Benjamin che, in italiano, è stata pubblicata con un titolo [11] diverso), nella traduzione di Rosalba Maletta, germanista della Università degli Studi di Milano, e autrice di un bellissimo saggio [96] sul grande scrittore tedesco e su Paul Celan. Il primo frammento è questo: "Sorriso e singhiozzi sono, in quanto nuvole del volto umano, una insuperabile manifestazione della sua spiritualità"; e il secondo: "Il cenno dal postale, nel ritmo organico dei cavalli al trotto. L'insensato, disperato, tagliente cenno di saluto del treno in corsa. Il cenno di saluto si è perso nella stazione. Di contro, il cenno di saluto agli sconosciuti che passano sul treno in corsa. Soprattutto nei bambini, che in quegli uomini rumorosi, stranieri, che non tornano più, salutano degli angeli. (In verità essi salutano pure il treno in partenza)". A queste immagini fosforescenti vorrei aggiungere quelle trasognate di Rosalba Maletta: "Il sorriso e i singhiozzi li ho incontrati in Hölderlin che riprende il detto sofocleo, ma mille e più volte ancora in Kafka, in quei suoi studenti fanciulli che portano con sé tutto il dolore della crescita e nei puri folli di Robert Walser, i quali si congedano dal lettore con un inchino sornione e una lacrima da Pierrot". Sì, in questo mio discorso sono andato alla ricerca dei modi, degli infiniti modi, con cui si manifestano il sorriso e le lacrime, queste nuvole del volto umano, così eteree e così sfuggenti, così inafferrabili e così impalpabili, che ci consentono di avvicinarci trepidando ai mari sconfinati della vita, e della dimensione spirituale che è in essa. In questa ricerca mi sono state indispensabili aree di riflessione e di meditazione, di contemplazione e di conoscenza, che non nascano solo dalla psichiatria ma dalla poesia, dalla critica letteraria e dalla filosofia; senza le quali le lacrime e il sorriso sono ancora più irraggiungibili di quello che già non siano. Ma le lacrime e il sorriso hanno a che fare con la dignità nel senso che dovremmo accogliere l'una e l'altra di queste forme di vita nella loro fragilità, e nelle loro donazioni di senso. Non le conosceremmo mai se non siamo abituati a guardare in volto le persone, a fare attenzione a quello che di dicibile e di indicibile ogni volto testimonia ininterrottamente, e ad interpretare i movimenti fuggitivi e segreti del cuore che nel volto si rispecchiano senza fine.

Un cammino, quello che ancora una volta ho cercato di fare, orientato a guardare negli abissi dell'anima: della interiorità dell'anima; e, quando ci incontriamo con persone che sorridano, o piangano, le misteriose parole di Walter Benjamin siano come lo stemma fosforescente di ogni discorso sulla dignità umana, sulla luminosa e dolorosa testimonianza che di essa danno le lacrime e il sorriso, con la loro grazia, e con le loro ombre intermittenti.

Il dicibile e l'indicibile

Il cigno

Nulla
sulle acque
e già sospesa a un battito di ciglia
la geometria di un cigno
radicata nell'acqua
s'inerpica
e si china nuovamente
Inghiottendo polvere
e misurando con l'aria
l'universo –

Nelly Sachs, *Al di là della polvere* [123]

Sono state due le radicali linee tematiche di questo libro ancorato ad alcune sfolgoranti intuizioni di Simone Weil: la prima è stata quella dell'ombra e della grazia come categorie esistenziali e metafisiche della vita, e la seconda è stata quella della dignità che, ferita, costituisce tanta parte dell'ombra della vita, e che, redenta, fa parte della grazia. (L'ombra non è se non la traduzione di pesantezza, certo, e non si può, ovviamente, confondere con il concetto junghiano che indica nell'ombra l'altro lato della personalità, il suo lato oscuro, inferiore, e indifferenziato, che si contrappone all'io cosciente.) Sono state linee tematiche accompagnate dalla corrente carsica di una continua riflessione sulla importanza delle parole, e ancora meglio sulla loro dilemmatica dimensione del dicibile, e dell'indicibile. A queste connotazioni semantiche Ingeborg Bachmann ha dedicato splendide conversazioni radiofoniche: incentrate su testi di Robert Musil, di Ludwig Wittgenstein, di Simone Weil e di Marcel Proust, e in particolare sulla importanza che il *Tractatus logico-philosophicus* di Wittgenstein ha nella delimitazione tematica del dicibile, e dell'indicibile, che in mille modi si intrecciano nel linguaggio delle parole, e nel linguaggio del silenzio.

Come è possibile riconoscere, e distinguere, il dicibile e l'indicibile nelle parole che ascoltiamo, o che leggiamo, e nelle parole che siamo noi a dire nella speranza che chi le ascolti ne intraveda, o ne presagisca, l'indicibile che è nascosto nel dicibile? Ci sono parole (le parole, secondo la bella espressione di Hofmannsthal, non sono di questo mondo, sono un mondo a sé stante, un mondo del tutto indipendente, come il mondo dei suoni) che ci avvicinano al mistero della esistenza, della gioia e del dolore, della tristezza e della speranza, della inquietudine dell'anima, dell'ombra e della grazia; ma come rintracciarle, e come ritrovarle? Ci sono parole che ci immettono immediatamente nel nocciolo segreto del loro significato, e parole che lo rivelano solo quando se ne seguano gli oscuri e dilemmatici sentieri che portano ad esse; ci sono parole che vivono nella contestuale presenza del dicibile e dell'indicibile; e ci sono parole che, per essere intese, hanno bisogno di essere colte in quello che c'è in esse di indicibile. Fra queste ultime ci sono parole fragili e friabili, luminose e sfavillanti, come sono le parole tematiche di questo libro: le une intrecciate alle altre in consonanze e in dissonanze continue. Riconsiderarle nelle loro parabole semantiche, cercare di comprenderle nei loro sconfinati orizzonti di senso, farle riemergere da esperienze di vita apparentemente oscure e insignificanti, rischiararle nelle loro enigmatiche donazioni di senso, definirle nelle loro connotazioni teoriche e nelle loro articolazioni tematiche, è stata la temeraria finalità del mio discorso.

Nell'ombra confluiscono le esperienze che feriscono la condizione umana, le esperienze che rinascono dalla indifferenza e dalla noncuranza, dalla distrazione e dalla disattenzione, dalla aggressività e dalla distruttività, dalla ghiacciata pietrificazione del cuore, le esperienze che ci tolgono la libertà e la speranza, e anche, ma è ben diversa la loro genesi, le esperienze dolorose della vita. Sono esperienze che hanno a che fare con la dignità umana: così facilmente ferita, e così facilmente ignorata, in tanti momenti della nostra vita. Negli anni, che sono seguiti alla inumana e atroce violenza del potere nazionalsocialista, la dignità umana si è venuta costituendo come parola tematica di radicale importanza nel contrassegnare il destino umano delle persone. Così, questa parola di antica ascendenza filosofica è stata recuperata nelle sue vaste regioni etiche, filosofiche e giuridiche, a significarne l'onore ontologico dell'uomo, e si sono dilatate le ricerche sui modi e sui luoghi in cui la dignità è esposta in vita al pericolo di infinite lacerazioni. Queste, almeno nei paesi occidentali, non hanno più la terribile frequenza e la entità del passato; ma esse non sono scomparse, e anche la psichiatria continua a testimoniarne la presenza: come mi è sembrato di potere mettere in evidenza.

L'ombra, la pesantezza, la sventura sono modi diversi di contrassegnare il male, gli sconfinati orizzonti del male, e le ferite alla dignità umana. Le ha descritte con straziata evidenza Simone Weil, e vorrei solo ricordarne il diario, sul periodo trascorso in fabbrica, nel quale ha scritto di avere anima e corpo a pezzi, di essere stata uccisa nella sua giovinezza dal contatto con la sventura, e di essere stata da questa penetrata nell'anima e nella carne. Sono state esperienze di vita inconfrontabili con quelle che talora ancora oggi si hanno in luoghi nei quali la dignità umana continua nondimeno a non essere rispettata fino in fondo: come avviene in persone che vivano in condizioni di lavoro e di vita precarie, o che giungano da terre lontane in condizioni di inaudita sofferenza umana. Ma la dignità continua ad essere ferita anche in normali condizioni di vita: nelle relazioni aride e ghiacciate che portano a ferite talora invisibili agli occhi distratti, e indifferenti.

Sono ferite mascherate e diffuse, ostinate e laceranti, che le mie pagine hanno cercato di fare riemergere dal silenzio e dalla oscurità, dalla indolenza e dalla noncuranza; riconoscendole là dove si nascondono, e seguendo il cammino ermeneutico della psichiatria insieme a quello della poesia (del pensiero poetante, della poesia del pensiero, così definita da George Steiner), e talora della filosofia, senza le quali la interiorità e la soggettività di chi sta male non possono essere colte nelle loro ragioni profonde. Le ferite alla dignità umana sono state riconsiderate e ricostruite in emblematiche situazioni fenomenologiche e antropologiche: come quelle della malattia, della solitudine e della immigrazione, e anche in quelle dell'attesa e delle attese, delle speranze infrante e dei desideri impossibili, delle figure dell'ignoto con le sue infinite metamorfosi, e con i suoi talora irraggiungibili nascondimenti. Ma, anche, nelle situazioni dolorose che nascano da una condizione depressiva con la sua camaleontica fenomenologia, e con le sue risonanze interiori che si possono accompagnare talora ad immaginazioni creatrici. Sono ferite alla dignità umana non di rado ignorate, o dimenticate, nei loro orizzonti di senso e nel loro mistero; sono ferite che non si richiudono se non lentamente, e faticosamente; sono ferite che avrei voluto, ma non so se ci sia riuscito, fare sgorgare dalla loro oscurità, e dalle loro maschere: le infinite maschere che si stratificano sui nostri volti, quando siamo malati in particolare, e che anelano ad essere chiarite nei loro significati, e nella loro solo apparente indecifrabilità.

Sì, riflettere su queste circostanze di vita e di esperienza è stata la meta alla quale questo libro ha cercato di giungere; nella speranza, o nella illusione, che nelle quotidiane scansioni della vita si possano riscoprire le radici della sofferenza e della infelicità, e talora della perdita di senso della vita, che si arena nella sconsolata nostalgia e nella ricerca della morte volontaria: mai impossibile quando queste dolorose eclissi del senso della vita abbiano a dilagare nell'anima e nel corpo. Sono ferite che, riconosciute in tempo, possono essere curate, e risanate, prima che si diffondano, e si approfondiscano. Sono ferite che la psichiatria può analizzare, e descrivere, muovendo dalla esperienza e dalla conoscenza degli abissi dell'anima, nei quali si precipita quando una esperienza psicopatologica entri nella nostra vita: cambiandola, e rendendola ancora più sensibile, e attenta, al proprio dolore, ma anche al dolore degli altri.

Alla fenomenologia dell'ombra, e cioè della pesantezza, della sventura, della malattia, della tristezza, del dolore, si sono contrapposte nondimeno pagine dedicate alle stimmate luminose della grazia, della speranza, della gentilezza, della mitezza, del sorriso e delle lacrime, di questa civiltà dei modi, che ci aiutano a mantenere la nostra dignità, e a rispettare quella degli altri.

(Ma cosa ha a che fare la psichiatria con questa cascata di emozioni, di forme di vita, di passioni dell'anima, che sono il tema ancora più elettivo della filosofia morale e della sociologia? La psichiatria di lingua tedesca e olandese si è sempre occupata di questi temi, che in Italia sono considerati radicalmente extraterritoriali, e basti ricordare a questo riguardo lo straordinario libro [21] di Ludwig Binswanger sulle forme fondamentali, e sulla conoscenza della condizione umana, fondato su di una infinita cascata di referenze letterarie e filosofiche. Questo modo di guardare al destino della malattia nei suoi aspetti fenomenologici e umani è oggi possibile anche in Italia da quando la psichiatria è stata radicalmente rinnovata dalla rivoluzionaria legge di riforma.)

Mi sono proposto, così, di disarticolare esperienze di vita, considerate non di rado insignificanti, nelle loro diverse stratificate dimensioni; seguendo un cammino ancorato come suo *Leitmotiv* alle splendenti intuizioni di Simone Weil, e orientato alla ricerca di quello che possa rendere umane, e sigillate dalla dignità, le relazioni interpersonali, e possa togliere ad esse le impronte della indifferenza, e della noncuranza, che possono essere causa di sofferenze inutili; consentendoci, così, di andare incontro alle esigenze, espresse o inespresse, di chi sta male, e di chi è divorato dalla solitudine. Sono esigenze che muovono dal desiderio di parole e di gesti che siano aperti ad orizzonti di attesa e di speranza, di ascolto e di accoglienza. Ma quanto fragili sono gentilezza e mitezza, sorriso e lacrime, quanto impalpabili, e inafferrabili, e quanto intrecciate a profonde latitudini di riflessioni emozionali ed esistenziali, terrestri e metafisiche, letterarie e filosofiche, e non ci sono altri modi di arginare le grandi ondate di angoscia e di disperazione, di tristezza e di inquietudine del cuore. (Come non ricordare del resto che di queste emozioni, di queste forme di vita, di queste virtù, si siano occupati filosofi, grandi filosofi, come Norberto Bobbio e Romano Guardini, grandi sociologi, come Richard Sennett, e anche psichiatri dai grandi confini culturali come Ludwig Binswanger, e come Karl Jaspers?)

Queste sono state le finalità del mio discorso che non so ovviamente come, e in quale misura, possano essere riemerse nei loro orizzonti di senso, e possano essere riconosciute nella loro funzione risanatrice di angosce e di sofferenze, di tensioni emozionali e di ferite dell'anima; e magari di riscoperta del valore di conoscenza e di cura che la gentilezza e la mitezza, il sorriso e le lacrime, hanno nella nostra vita: malata, o non malata.

Il mio cammino lungo i bordi degli abissi della interiorità e della soggettività è stato accompagnato dalla speranza che possa allargare e accrescere la intuitiva conoscenza di condizioni di vita, come sono la pesantezza, l'ombra, la sventura, il dolore, il male di vivere, che fanno parte del mondo della vita in ciascuno di noi, ma in continua misteriosa alternanza con la grazia. La mia speranza è anche quella che nella civiltà dei modi, nei modi di vivere la gentilezza e la mitezza, le lacrime e la fosforescenza di un sorriso, si possano immaginare, e si possano ritrovare, forme di comunicazione *aperte* alla reciproca percezione delle attese e delle speranze, delle apparizioni dell'ignoto e delle nostalgie, che non possono non nascere anche dal cuore. La insondabile parola del cuore mi fa pensare alle splendide riflessioni di María Zambrano che, in una palpitante convergenza di intenti, possono condurre a scorgere nel cuore una altra immagine, una altra metafora, della grazia.

Nel fluire ininterrotto del pensiero immaginifico della grande pensatrice spagnola l'indicibile si converte, almeno in parte, in dicibile, l'invisibile in visibile, l'oscuro in luminoso, in una aerea e indistinta vicinanza alle forme di vita che rientrano nell'area misteriosa della grazia. Il cuore, il cuore in fiamme, o il fuoco del cuore, è come uno spazio che si apre all'interno della persona per accogliere alcune realtà, e come un luogo nel quale abitano i sentimenti che non hanno nulla a che fare con i giudizi. Nel cuore, ancora, arde al suo interno una fiamma che fa da guida nelle situazioni complicate e difficili; e gli abissi del cuore non rimarranno senza luce, e l'anima non rimarrà abbandonata, con le sue passioni, al margine del cammino della ragione. Anche il cuore, le ragioni del cuore, sono modi di conoscenza dell'indicibile che è in noi: nelle parole che diciamo, e nelle parole che senza fine ascoltiamo.

Mi è stato possibile dire qualcosa del mistero, della grazia e del cuore, che ci avvicinano all'indicibile: là dove non lo penseremmo presente?

Certo, in *Resistenza e resa*, il libro che raccoglie le lettere dal carcere di Dietrich Bonhoeffer, incontro bellissimi pensieri nei quali mi sembra oscuramente rispecchiarsi il senso ultimo del mio discorso: come in questo: "Nessuna vita scorre tanto uniforme e piana che non si scontri con una qualche diga e formi un vortice; o che gli uomini non gettino pietre nella sua acqua chiara; sì, qualcosa capita a ogni uomo, e allora devi far sì che la tua acqua resti chiara, e che possano specchiarsi cielo e terra".

La gentilezza, la mitezza, le lacrime e il sorriso, la grazia nella sua più ampia e vertiginosa parabola semantica, sono esperienze che consentono a ciascuno di noi di mantenere chiare le acque della nostra vita, e di creare così, non solo relazioni di cura, ma anche quotidiane relazioni di vita, sigillate dalla dignità e dalla speranza; riconoscendole nella loro contestuale presenza di quello che è dicibile, e di quello che è indicibile, e cioè di quello che può essere detto, e di quello che può essere solo intravisto con le fragili antenne della intuizione alla quale si dischiude il silenzio, e si illumina la notte oscura dell'anima (una altra indicibile metafora), che è una notte arida e oscura, la notte dei sensi, e la notte della memoria, nella quale l'anima è lacerata dal dolore e dall'angoscia, e dalla quale nondimeno si inizia lo splendido cammino di san Giovanni della Croce verso la esperienza di Dio.

Bibliografia

1. Abbagnano N., *Dizionario di filosofia*, Utet, Torino 1964.
2. Agostino, *Le confessioni*, a cura di Maria Bettetini, Einaudi, Torino 2002.
3. Angela da Foligno, *Il libro dell'esperienza*, a cura di Giovanni Pozzi, Adelphi, Milano 1992.
4. Axia G., *Elogio della cortesia*, il Mulino, Bologna 1996.
5. Bachmann I., *Il dicibile e l'indicibile*, Adelphi, Milano 1998.
6. Bachmann I., *Non conosco mondo migliore*, tr. it. di Silvia Bortoli, Guanda, Parma 2004.
7. Barthes R., *Frammenti di un discorso amoroso*, Einaudi, Torino 2001.
8. Basaglia F., *Scritti I: 1953-1968*, Einaudi, Torino 1981.
9. Basaglia F., *Scritti II:1968-1980*, Einaudi, Torino 1982.
10. Benjamin W., *Angelus Novus*, Einaudi, Torino 1962.
11. Benjamin W., *Parigi, capitale del XIX secolo. I "Passages" di Parigi*, Einaudi, Torino 1986.
12. Berg J.H. van den, *"Garder le lits" – Essai d'une Psychologie du malade*, in *Situation I*, Spectrum, Utrecht-Antwerpen 1954, pp. 68-106.
13. Berg J.H., van den, *Fenomenologia e psichiatria*, Bompiani, Milano 1961.
14. Bergson H., *Il riso*, SE, Milano 1990.
15. Bernanos G., *Dialogues des Carmélites*, in G. Bernanos, *Œuvres romanesques*, Bibliothèque de la Pléiade, Gallimard, Paris 1961, pp. 1563-1719.
16. Bernegger G. (a cura di), *Sulla carezza. A colloquio con Bruno Callieri*, in "Rivista per le Medical Humanities", 4, 2007, pp. 49-55.

17. Bernhard T., *Il nipote di Wittgenstein*, Adelphi, Milano 1989.
18. Bernhard T., *In hora mortis*, a cura di Luigi Reitani, SE, Milano 2002.
19. Bibbia di Gerusalemme, EDB, Bologna 2002.
20. Binding K., Hoche A., *Die Freigabe der Vernichtung lebensunwerten Lebens*, Meiner, Leipzig 1920.
21. Binswanger L., *Grundformen und Erkenntnis menschlichen Daseins*, Niehans, Zürich 1942.
22. Binswanger L., *Welche Aufgaben ergeben sich für die Psychiatrie aus den Fortschritten neueren Psychologie?* (1924), in L. Binswanger, *Ausgewählte Vorträge und Aufsätze*, II, *Zur Problematik der psychiatrischen Forschung und zum Problem der Psychiatrie*, Francke, Bern 1955, pp. 111-146.
23. Binswanger L., *Schizophrenie*, Neske, Pfullingen 1957.
24. Bleuler M., *Die schizophrenen Geistesstörungen im Lichte langjähriger Kranken- und Familiengeschichten*, Thieme, Stuttgart 1972.
25. Bobbio N., *Elogio della mitezza e altri scritti morali*, Linea d'ombra, Milano 1994.
26. Böckenförde E.-W., *Dignità umana e bioetica*, Morcelliana, Brescia 2010.
27. Bonhoeffer D., *Resistenza e resa*, San Paolo, Milano 1988.
28. Bonhoeffer D., *Voglio vivere questi giorni con voi*, Queriniana, Brescia 2007.
29. Bonhoeffer D., *Dall'A alla Z*, Queriniana, Brescia 2013.
30. Borghi M., *Aspetti giuridici e culturali sul tema del contenimento e della contenzione. Forme di contenzione*, in Atti del convegno su *Cure e qualità di vita: la contenzione*, Manno (Svizzera italiana), 11 ottobre 2010, pp. 3-6 (pro manuscripto).
31. Borgna E., *Malinconia*, Feltrinelli, Milano 1992.
32. Borgna E., *Come se finisse il mondo*, Feltrinelli, Milano 1995.
33. Borgna E., *L'arcipelago delle emozioni*, Feltrinelli, Milano 2001.
34. Borgna E., *La solitudine dell'anima*, Feltrinelli, Milano 2011.
35. Borgna E., *Di armonia risuona e di follia*, Feltrinelli, Milano 2012.
36. Bormuth M., *Ambivalenz der Freiheit. Suizidales Denken im 20 Jahrhundert*, Wallstein, Göttingen 2008.
37. Borsi G.M. (a cura di), *Die Würde des Menschen im psychiatrischen Alltag*, Vandenhoeck & Ruprecht, Göttingen 1989.
38. Broch H., *La morte di Virgilio*, Feltrinelli, Milano 1993.

39. Brodskij I., *In memoria di Stephen Spender*, in I. Brodskij, *Profilo di Clio*, Adelphi, Milano 2003, pp. 263-289.
40. Brüne M., Payk T.R. (a cura di), *Sozialdarwinismus, Genetik und Euthanasie. Menschenbilder in der Psychiatrie*, Wissenschaftliche Verlagsgesellschaft, Stuttgart 2004.
41. Bulgheroni M., *Note*, in E. Dickinson, *Tutte le poesie*, Mondadori, Milano 1997.
42. Buytendijk F.J.J., *Das erste Lächeln des Kindes*, in F.J.J. Buytendijk, *Das Menschliche*, Koehler, Stuttgart 1958, pp. 101-118.
43. Buytendijk F.J.J., *Der Schmerz*, in F.J.J. Buytendijk, *Das Menschliche*, Koehler, Stuttgart 1958, pp. 150-169.
44. Callieri B., *Quando vince l'ombra*, Città Nuova, Roma 1982.
45. Caterina da Siena, *Le lettere*, Paoline, Milano 2010.
46. Chalier C., *Trattato delle lacrime*, Queriniana, Brescia 2004.
47. Charvet J.-L., *L'eloquenza delle lacrime*, Medusa, Milano 2001.
48. Corazzini S., *Poesie edite e inedite*, a cura di Stefano Jacomuzzi, Einaudi, Torino 1968.
49. Crespi S., *Una scia di bianco silenzio*, in "Il Sole 24 Ore", 14 febbraio 1999, p. 29.
50. Dickinson E., *Poesie*, tr. it. di Guido Errante, Guanda, Parma 1975.
51. Dickinson E., *Tutte le poesie*, a cura di Marisa Bulgheroni, Mondadori, Milano 1998.
52. Elias N., *La solitudine del morente*, il Mulino, Bologna 1985.
53. Elkins J., *Dipinti e lacrime*, Bruno Mondadori, Milano 2007.
54. Famos L., *Tutto si rinnova*, tr. it. di Marisa Keller-Ottaviano, Casagrande, Bellinzona 2012.
55. Fiori G., *Simone Weil*, Garzanti, Milano 2006.
56. Flora F., *Storia della letteratura italiana*, IV, Mondadori, Milano 1965.
57. Gadamer H.-G., *Dove si nasconde la salute*, Raffaello Cortina, Milano 1994.
58. Gadamer H.-G., *Il dolore*, Apeiron, Napoli 2004.
59. Galimberti U., *La casa di psiche*, Feltrinelli, Milano 2005.
60. Gargani A.G., *Comunicazione, anima, malattia*, in *L'arte medica*, a cura di M. Ancona, M. Orbecchi, E. Torre, Scriptorium, Torino 1996, pp. 9-25.
61. Gargani A.G., *Il filtro creativo*, Laterza, Roma-Bari 1999.
62. Gebsattel V.E. von, *Prolegomena einer medizinischen Anthropologie*, Springer, Berlin-Göttingen-Heidelberg 1954.

63. Gebsattel V.E. von, *Imago Hominis*, Neues Forum, Schweinfurt 1964.
64. Giovanni della Croce, *Tutte le opere*, a cura di Pier Luigi Boracco, Bompiani, Milano 2010.
65. Guardini R., *Vom Sinn der Schwermut*, Arche, Zürich 1949.
66. Guardini R., *Virtù*, Morcelliana, Brescia 1972.
67. Guardini R., *Etica*, Morcelliana, Brescia 2001.
68. Härle W., *Dignità*, Queriniana, Brescia 2013.
69. Heidegger M., *Essere e tempo*, Utet, Torino 1969.
70. Heier M., *Nocebo – Wer's glaubt, wird krank*, in "Universitas", 66, 2011, pp. 5-11.
71. Hesse H., *Die späten Gedichte*, Insel, Frankfurt am Main 1963.
72. Hillesum E., *Lettere 1942-1943*, Adelphi, Milano 1990.
73. Hillesum E., *Diario 1941-1943*, Adelphi, Milano 2013.
74. Hölderlin, *Tutte le liriche*, tr. it. di Luigi Reitani, Mondadori, Milano 2001.
75. Hofmannsthal H. von, *Il libro degli amici*, Adelphi, Milano 1980.
76. Hofmannsthal H. von, *L'ignoto che appare*, Adelphi, Milano 1991.
77. Hofmannsthal H. von, *Narrazioni e poesie*, Mondadori, Milano 2001.
78. Hofmannsthal H. von, *Le parole non sono di questo mondo*, Quodlibet, Macerata 2004.
79. Jacomuzzi S., *Introduzione*, in S. Corazzini, *Poesie edite e inedite*, Einaudi, Torino 1968, pp. 5-30.
80. Janouch G., *Colloqui con Kafka*, in F. Kafka, *Confessioni e diari*, Mondadori, Milano 1972.
81. Juan de la Cruz, *Poesie*, tr. it. di Giorgio Agamben, Einaudi, Torino 1974.
82. Kafka F., *Il messaggio dell'imperatore*, tr. it. di Anita Rho, Frassinelli, Milano 1967.
83. Kasper W., *Misericordia*, Queriniana, Brescia 2013.
84. Kierkegaard S., *Il concetto dell'angoscia. La malattia mortale*, Sansoni, Firenze 1953.
85. Kierkegaard S., *Stadi sul cammino della vita*, a cura di Ludovica Koch, Rizzoli, Milano 1993.
86. Kleist H. von, *Opere*, Mondadori, Milano 2011.
87. Larkin P., *Finestre alte*, Einaudi, Torino 2002.
88. Lavagetto A., *Note*, in R.M. Rilke, *Poesie*, II, a cura di Giuliano Baioni, Einaudi, Torino 1995.
89. Lécu Anne, *Des Larmes*, Cerf, Paris 2012.

90. Leopardi G., *Le lettere*, in *Tutte le opere di Giacomo Leopardi*, a cura di Francesco Flora, Mondadori, Milano 1977.
91. Leopardi G., *Poesie e prose*, I, in *Tutte le opere di Giacomo Leopardi*, a cura di Francesco Flora, Mondadori, Milano 1973.
92. Leopardi G., *Zibaldone di pensieri*, II, in *Tutte le opere di Giacomo Leopardi*, a cura di Francesco Flora, Mondadori, Milano 1973.
93. Lévinas E., *Quaderni di prigionia e altri inediti*, Bompiani, Milano 2010.
94. Macchia G., *Proust e dintorni*, Mondadori, Milano 1989.
95. Madre Teresa, *Sii la Mia luce*, Rizzoli, Milano 2008.
96. Maletta R., *Eterotassie del Novecento. Dalla mela di Benjamin al pasto di neve di Celan*, in "Psicoart", 3, 2013, pp. 1-60 (online).
97. Mann T., *I Buddenbrook*, Einaudi, Torino 1952.
98. Maria Maddalena de' Pazzi, *Le parole dell'estasi*, a cura di Giovanni Pozzi, Adelphi, Milano 1984.
99. Martini C.M., *Il Discorso della montagna*, Mondadori, Milano 2008.
100. Martini C.M., *Beati voi! La promessa della felicità*, in dialogo, Milano 2010.
101. Martini C.M., *Le ragioni del credere*, Mondadori, Milano 2011.
102. Minkowski E., *Traité de psychopathologie*, Presses Universitaires de France, Paris 1966.
103. Minkowski E., *Le temps vécu*, Delachaux et Niestlé, Neuchâtel 1968.
104. Mitscherlich A., *Malattia come conflitto*, Feltrinelli, Milano 1976.
105. Moltke H.J. e F. von, *Abschiedsbriefe Gefängnis Tegel*, Beck, München 2011.
106. Montale E., *Ossi di seppia*, Mondadori, Milano 1971.
107. Morselli G.E., *Malinconia e romanticismo nella pittura di Daniele Ranzoni* (1967), in G.E. Morselli, *L'esistenza psicopatologica*, Minerva Medica, Torino 1973.
108. Mundt C., Hohendorf G., Rotzoll M. (a cura di), *Psychiatrische Forschung und NS-"Euthanasie"*, Wunderhorn, Heidelberg 2001.
109. Nietzsche F., *Umano, troppo umano*, in *Umano, troppo umano e Frammenti postumi (1876-1878)*, Adelphi, Milano 1965, pp. 3-306.

110. Pascal B., *Pensées*, in *Œuvres complètes*, II, Bibliothèque de la Pléiade, Gallimard, Paris 2000, pp. 543-590.
111. Pauleikhoff B., *Ideologie und Mord*, Pressler, Hürtgenwald 1986.
112. Péguy C., *Œuvres poétiques complètes*, Bibliothèque de la Pléiade, Gallimard, Paris 1975.
113. Phillips A., Taylor B., *Elogio della gentilezza*, Ponte alle Grazie, Milano 2009.
114. Pico della Mirandola G., *De hominis dignitate*, a cura di Eugenio Garin, Edizioni della Normale, Pisa 2012.
115. Plessner H., *Philosophische Anthropologie*, Fischer, Frankfurt am Main 1970.
116. Pozzi A., *Poesia che mi guardi*, a cura di Graziella Bernabò e Onorina Dino, Sossella, Roma 2010.
117. Pozzi A., *Soltanto in sogno*, Alba Pratalia, Verona 2011.
118. Rilke R.M., *Lettere milanesi*, Mondadori, Milano 1956.
119. Rilke R.M., *Poesie (1895-1908)*, I, a cura di Giuliano Baioni, Einaudi, Torino 1995.
120. Rilke R.M., *Poesie (1908-1926)*, II, a cura di Giuliano Baioni, Einaudi, Torino 1996.
121. Rilke R.M., *Vento e destino*, a cura di Claudio Groff ed Elisabetta Potthof, L'ancora del Mediterraneo, Napoli 2006.
122. Rilke R.M., *Lettere a un giovane poeta*, in R.M. Rilke, *Tutti gli scritti sull'arte e sulla letteratura*, Bompiani, Milano 2008, pp. 515-548.
123. Sachs N., *Al di là della polvere*, Einaudi, Torino 1966.
124. Schneider K., *Einleitung zu einem Gespräch über Schocktherapie*, in "Der Nervenarzt", 18, 1947, pp. 34-35.
125. Schneider K., *Klinische Psychopathologie*, Thieme, Stuttgart 1962.
126. Sebald W.G., *Moments musicaux*, Adelphi, Milano 2013.
127. Selz M., *Il pudore*, Einaudi, Torino 2005.
128. Sennett R., *Rispetto. La dignità umana in un mondo di diseguali*, il Mulino, Bologna 2009.
129. Spaemann R., *Persone. Sulla differenza tra "qualcosa" e "qualcuno"*, Laterza, Roma-Bari 2005.
130. Spaemann R., *Tre lezioni sulla dignità della vita umana*, Lindau, Torino 2011.
131. Teresa d'Ávila, *Il castello interiore*, in Teresa d'Ávila, *Tutte le opere*, a cura di Massimo Bettetini, Bompiani, Milano 2011, pp. 1093-1495.

132. Teresa d'Ávila, *La vita*, in Teresa d'Ávila, *Tutte le opere*, a cura di Massimo Bettetini, Bompiani, Milano 2011, pp. 3-719.
133. Teresa di Lisieux, *Storia di un'anima*, Piemme, Casale Monferrato 1998.
134. Tolstoj L., *Guerra e pace*, II, Einaudi, Torino 1990.
135. Trakl G., *Poesie*, tr. it. di Ida Porena, Einaudi, Torino 1979.
136. Ungaretti G., *Vita d'un uomo. Tutte le poesie*, Mondadori, Milano 2009.
137. Vaas R., *Gefühle und Vernunft*, in "Universitas", 45, 2010, pp. 885-907.
138. Walser R., *I fratelli Tanner*, Adelphi, Milano 1977.
139. Walser R., *Poesie*, a cura di A. Rossi, Casagrande, Bellinzona 2000.
140. Weil S., *La condizione operaia*, Comunità, Milano 1965.
141. Weil S., *Quaderni I*, Adelphi, Milano 1982.
142. Weil S., *Quaderni II*, Adelphi, Milano 1985.
143. Weil S., *Quaderni III*, Adelphi, Milano 1988.
144. Weil S., *Quaderni IV*, Adelphi, Milano 1993.
145. Weil S., *Poesie*, a cura di Roberto Carifi, Le Lettere, Firenze 1993.
146. Weil S., *L'ombra e la grazia*, Bompiani, Milano 2002.
147. Weil S., *Attesa di Dio*, Adelphi, Milano 2008.
148. Wittgenstein L., *Tractatus logico-philosophicus e Quaderni 1914-1916*, Einaudi, Torino 1964.
149. Woolf V., *Momenti di essere*, in V. Woolf, *Saggi, prose, racconti*, Mondadori, Milano 1998, pp. 1093-1211.
150. Zambrano M., *Verso un sapere dell'anima*, Raffaello Cortina, Milano 1996.
151. Zambrano M., *Luoghi della poesia*, Bompiani, Milano 2011.

Indice dei nomi

Indice

Made in the USA
Monee, IL
05 November 2026

67383959R00142